Charlotte ROBERT

GUIDE
POUR SOIGNER SEUL
MON CHIEN
NATURELLEMENT

Apprendre les huiles essentielles,
les plantes médicinales, le massage,
l'acupression, la lithothérapie,
la médecine chinoise, pour les chiens

Éditions Santé en Autonomie

ISBN : 979-887-964-1608
Dépôt légal : Novembre 2024

Table des matières

« Et si votre chien pouvait vivre plus longtemps et heureux grâce à vous ? »

PRÉFACE :
NOTRE NATURE BIENFAITRICE

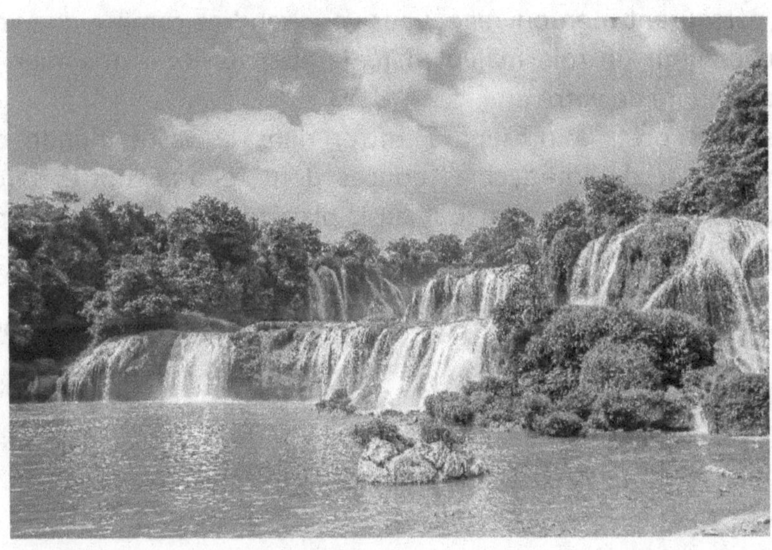

Chère lectrice, cher lecteur,

Si vous avez mon ouvrage entre vos mains, c'est que vous êtes comme moi : vous avez un chien et vous souhaitez le soigner ou lui éviter de tomber malade, en vous écartant de la médecine vétérinaire classique, dite allopathique. C'est un très bon choix lorsque la santé de votre compagnon peut se passer des traitements conventionnels ou des molécules chimiques présents dans certains médicaments. De nos jours, vous êtes nombreux à vouloir plus de naturel dans votre vie, et vos chiens aussi peuvent y avoir droit !

Comme nous, leur corps apprécie davantage d'être soigné par des remèdes proches de la nature. Celle-ci regorge d'ailleurs de plantes, de pierres ou de fleurs pour le soigner efficacement. Elle est une véritable pharmacie à ciel ouvert !

Il existe aussi des médecines très efficaces pour soigner leur esprit malade ou angoissé. Vous découvrirez par exemple la thérapie EFT, qui aide remarquablement nos animaux à se libérer de traumatismes ou de mauvaises émotions. Je vous expliquerais également la méthode de l'acupression pour masser votre chien en utilisant vos doigts et vos mains.

En parcourant mon ouvrage, vous vous rendrez compte que vous pouvez tenir un rôle majeur dans la guérison et le maintien en bonne santé de votre ami.
Êtes-vous prêts à présent à entrer dans le vaste monde des remèdes et des médecines douces dont regorge notre nature depuis des millénaires partout sur la planète ? Vous n'en serez pas déçus, je vous le promets !

Charlotte Robert

LES MÉDECINES DOUCES :
LE CHEMIN NATUREL
VERS LE BIEN-ÊTRE

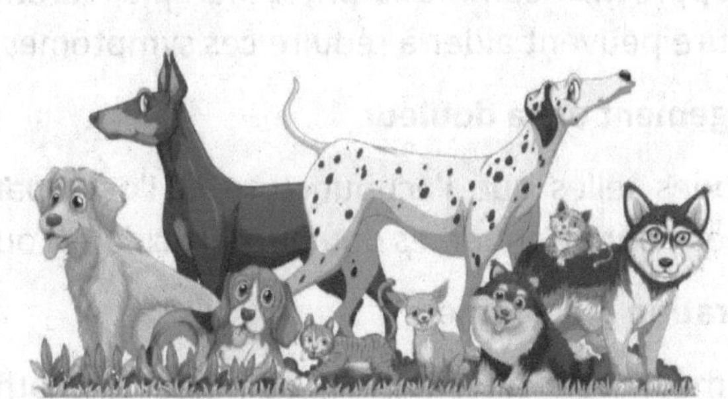

DÉCOUVREZ LES VERTUS DES MÉDECINES PARALLÈLES

Les médecines douces offrent de nombreux bienfaits pour votre ami à quatre pattes. Elles sont en effet entièrement naturelles, non invasives, ni traumatisantes pour son organisme. Elles peuvent également améliorer son bien-être dans son ensemble.

Ces médecines alternatives peuvent être utilisées en complément des traitements vétérinaires classiques pour favoriser une guérison plus rapide, mais également pour réduire les effets secondaires néfastes de certains médicaments. En soignant votre chien avec des méthodes naturelles, vous pourrez l'aider à vivre une vie plus saine et plus heureuse.

Certains bienfaits des médecines douces incluent :

• Une réduction de l'anxiété et du stress

Certaines approches comme la phytothérapie, l'aromathérapie et l'acupuncture peuvent aider à réduire ces symptômes.

• Le soulagement de la douleur

Des méthodes telles que l'acupuncture et l'ostéopathie peuvent être utilisées pour atténuer les douleurs articulaires ou musculaires.

• L'amélioration du sommeil

Certaines médecines alternatives, comme l'aromathérapie et la lithothérapie, peuvent contribuer à améliorer la qualité du sommeil de votre ami.

• Le renforcement du système immunitaire

Certains praticiens estiment que certaines approches, comme la naturopathie et l'homéopathie, peuvent renforcer les défenses de l'organisme en augmentant la production de globules blancs.

• L'amélioration de la circulation sanguine

Certaines thérapies comme la massothérapie et la réflexologie aident à améliorer la circulation du sang dans tout le corps de votre chien.

• La réduction des effets secondaires des traitements médicaux

Dans certains cas, les médecines douces peuvent aider à atténuer et à compenser les effets agressifs des chimiothérapies. Je citerais par exemple l'aromathérapie.
Les médecines parallèles ont tant de bienfaits sur la santé ainsi que sur le bien-être mental, que je peux encore vous citer d'autres de leurs merveilleuses vertus.

• L'amélioration de la qualité de vie

Certaines personnes signalent une amélioration de la qualité de vie de leur fidèle compagnon grâce à des approches telles que l'homéopathie, l'acupression et la méthode Tellington Ttouch.

• La gestion du poids

Certaines pratiques comme la lithothérapie et la phytothérapie prétendent aider à la gestion du poids en influençant les habitudes alimentaires et en équilibrant le métabolisme de votre chien.

• La prévention des maladies

Certains praticiens de médecines douces mettent l'accent sur la prévention des maladies en adoptant des modes de vie sains, des régimes alimentaires spécifiques comme le régime Barf et l'alimentation ménagère et des pratiques comme la phytothérapie.

• La gestion des troubles fonctionnels

Des approches telles que la kinésiologie et l'ostéopathie peuvent être utilisées pour traiter des troubles fonctionnels du corps, tels que des problèmes articulaires ou musculaires.

• Le renforcement de la connexion esprit-corps

Certaines pratiques, comme la méthode Tellington Ttouch, mettent l'accent sur la connexion entre l'esprit et le corps, favorisant ainsi le bien-être physique et mental en activant la fonction des cellules de tout le corps.

● Une meilleure mobilité

L'ostéopathie et la physiothérapie sont excellentes pour aider les chiens en difficulté, à récupérer plus de souplesse et de mobilité.

● Le soulagement des problèmes gastro-intestinaux

Les vétérinaires naturopathes prescrivent souvent des mélanges de plantes efficaces, qui font des merveilles sur les troubles désagréables comme les diarrhées et les vomissements, ainsi que sur les flatulences.

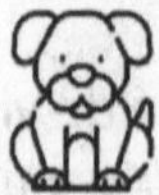

● L'amélioration des troubles du comportement

L'acupression et l'homéopathie ont des effets bénéfiques sur ces troubles et en quelques séances, votre animal retrouvera un meilleur équilibre comportemental.

Les médecines douces sont à utiliser en complément des traitements vétérinaires conventionnels afin d'augmenter les chances de guérison de votre chien. Il est toujours recommandé de consulter un vétérinaire spécialisé avant d'entreprendre toute nouvelle approche thérapeutique, en particulier si cela concerne un grave problème de santé. Les raisons qui poussent de plus en plus de maîtres à soigner leurs animaux avec les médecines alternatives sont nombreuses.

Tout d'abord, les médecines douces ont <u>une approche holistique</u>, c'est-à-dire qu'elles prennent en compte l'ensemble de votre chien, y compris son esprit et son environnement. Cela donnera aux praticiens une compréhension globale de sa santé et de son bien-être. Ensuite, les médecines parallèles mettent l'accent <u>sur la prévention des maladies</u> plutôt que sur leurs traitements. Les maîtres misent ainsi sur une meilleure santé à long terme de leurs animaux.

D'autre part, certaines personnes ayant subi des expériences négatives avec les traitements vétérinaires classiques préfèrent par la suite se tourner exclusivement vers des médecines alternatives afin de permettre à leur animal de se soigner par lui-même en stimulant ses capacités d'autoguérison.

Découvrons maintenant chaque médecine en détail et tous les bienfaits qu'elles pourront apporter à votre chien.

LES AVANTAGES

DES MÉDECINES DOUCES

✓ Elles prennent en compte l'animal dans sa globalité et permettent d'élargir les traitements.

✓ Elles n'ont pas ou ont très peu d'effets secondaires.

✓ Elles sont moins invasives que les médicaments classiques et les interventions chirurgicales.

✓ Elles préviennent les maladies et aident à maintenir une bonne santé.

L'ALIMENTATION NATURELLE, UN TRAITEMENT À ELLE TOUTE SEULE

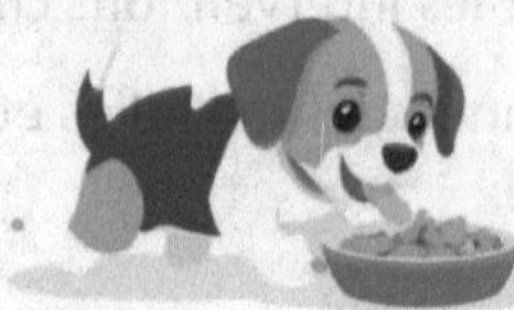

CONNAISSEZ-VOUS LE RÉGIME BARF ?

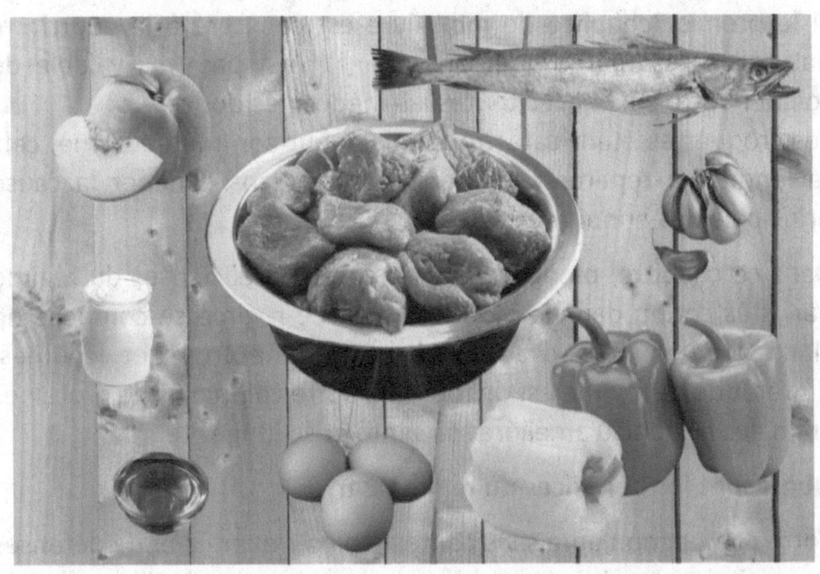

Les chiens sont des carnivores comme les loups, aussi est-il normal de vouloir leur donner la même alimentation que ces derniers. D'autant qu'en faisant cela, vous réduirez de 90 % l'apparition de maladies et vous permettrez à votre chien de vivre plus longtemps que son espérance de vie normale et dans d'excellentes conditions. Cela vous emballe ? Vous avez raison !
Pour bien nourrir votre ami à quatre pattes, vous devez donc cesser de suite de lui donner des croquettes industrielles pour les remplacer par de la viande contenant des nutriments essentiels à sa bonne santé : les protéines animales et les matières grasses animales.

Ces nutriments se trouvent dans toutes les viandes, ainsi que les poissons, les produits laitiers et les œufs. En nourrissant votre chien avec de la nourriture naturelle et non industrielle, vous l'aiderez à fortifier ses organes, à régénérer tous sés tissus et ses muscles, à maintenir ses tendons et ses ligaments en bonne santé et à avoir une peau et un pelage d'excellente qualité.

Vous verrez aussi que votre chien n'aura quasiment jamais aucun problème de santé tout au long de sa vie, et qu'il vieillira très tard, gardant une forme de jeune chien malgré un âge avancé.

Si le premier chapitre de mon livre est consacré à la nourriture naturelle, c'est parce que sans elle, il n'est pas très valable de soigner votre chien avec toutes les médecines douces.

Les croquettes étant catastrophiques pour son métabolisme, cela reviendrait à réparer « les pots cassés » sans éliminer la cause principale des ennuis de santé.

Dans ce chapitre, plongez dans les saveurs délicieuses du régime Barf très connu dans le monde entier. Ce régime se compose de viandes crues, d'os charnus, d'abats et de fruits et légumes. L'intérêt de ce régime est de fournir à votre chien plus de protéines animales et donc d'améliorer sa santé et sa longévité.

Quels sont les bénéfices du régime Barf ?

Votre compagnon aura sans conteste plus d'énergie et de défenses immunitaires, moins de problèmes dentaires aussi. S'il souffre de maladies urinaires, de problèmes digestifs, de diabète ou d'allergies diverses, il verra tous ses troubles disparaître au fil des mois.

Mais ce n'est pas tout, votre chien aura aussi bien plus de plaisir à manger ses repas et son esprit sera stimulé deux fois par jour grâce aux os charnus qu'il devra broyer. Cela limitera également la formation de tartre sur ses dents et diminuera la quantité de ses selles grâce à une meilleure assimilation de ce qu'il mange.

Autre chose, votre compagnon mettant plus de temps à avaler ses repas, il aura plus vite un sentiment de satiété, qu'il aurait moins avec des croquettes. Les rations étant aussi peu caloriques, ce régime est parfait pour les chiens souffrant d'obésité ou devant rester stables.

Avec ce régime, vous comblerez tous ses besoins nutritionnels en limitant ses prises de matières grasses : des points bonus pour lui assurer une vie plus longue et un meilleur vieillissement.

98 % des maîtres expliquent d'ailleurs avoir constaté une meilleure santé chez leur compagnon plusieurs semaines après avoir commencé ce régime.

Pourquoi les pâtées et les croquettes sont-elles si mauvaises pour la santé de votre chien ?

Avant toute chose, il faut que je vous explique que les fabricants de croquettes n'ont que faire de ce qu'ils donnent à manger à nos animaux... En effet pour les fabriquer, ils y mettent tous les déchets animaux que les industries agroalimentaires pour les humains ne veulent pas garder, car de trop mauvaise qualité. Et oui hélas... Heureusement toutes les marques de croquettes n'ont pas la même mentalité et utilisent pour les leurs de bien meilleurs sous-produits animaux. Malheureusement, elles sont tout de même si stérilisées, cuites et ultra transformées lors de leur préparation, que toutes les protéines, les vitamines et les enzymes sont quasiment détruites.

En outre, les croquettes contiennent bien souvent beaucoup trop de céréales, 80 % pour certaines, alors que les chiens ne peuvent aucunement les digérer correctement, et encore moins les assimiler. Par ailleurs, afin de pouvoir tout de même apporter à leurs croquettes tous les acides aminés, les vitamines et les minéraux, les fabricants les incorporent, mais en les blindant au passage de conservateurs et de colorants.

Je terminerais en vous citant les paroles d'un vétérinaire australien qui dit ceci au sujet des croquettes industrielles :

« Je suis vétérinaire chirurgien depuis plusieurs décennies, et je n'ai jamais recommandé à aucun de mes clients de nourrir ses animaux avec de la nourriture cuite quasiment uniquement avec des céréales. Cette nourriture donne très souvent des maladies dégénératives, et je ne peux encourager cela. »

Docteur Billinghurst, auteur du livre « The Barf diet », publié en 2016.

Comment préparer vos repas Barf sans faire d'erreurs ?

Un repas Barf doit être composé comme suit :

- 40 % d'os charnus (cuisses de poulet, ailes ou cous)
- 40 % de viande crue sans os
- 10 % d'abats (cervelle, rognons, <u>petites quantités de foie, car</u>

<u>riche en vitamine A)</u>

- 10 % de fruits et légumes

- Suppléments divers (huiles végétales, œufs, herbes)

Pour que vos repas soient parfaitement équilibrés, prenez conseil auprès d'un vétérinaire naturopathe ou auprès de nombreux maîtres qui nourrissent leurs chiens avec le régime Barf.
Si vous avez des questions, parcourez les forums dédiés à ce régime, vous y lirez tous les conseils concernant les chiots, les chiennes gestantes, les chiens âgés, obèses ou également fragiles des intestins.
<u>Attention</u> : En grandes surfaces, vous verrez peut-être des steaks pour chiens vendus en rayon boucherie, ils ne doivent pas être intégrés dans le régime Barf, car il s'agit toujours de sous-parties animales de mauvaise qualité nutritionnelle.

Achetez des viandes d'origine française de préférence et non traitées aux antibiotiques et aux hormones, autrement votre compagnon les avalera en même temps que ses repas. Ce qui serait plus préjudiciable que bénéfique.

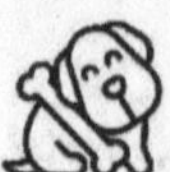 ### Les os sont-ils dangereux à manger pour mon animal ?

Les os les plus dangereux pour votre compagnon sont ceux qui sont cuits, car ils deviennent alors cassants et peuvent perforer ses intestins ou créer des obstructions.
En revanche quand ils sont crus, les os sont élastiques et ne peuvent pas donner de petits fragments dangereux. Par ailleurs, ils sont entourés de viande, ce qui facilite leur mouvement dans le tractus digestif. Le risque d'occlusion reste présent, mais avec nettement moins de risques.
Voir votre chien broyer des os pourrait vous faire peur, mais soyez sans crainte qu'il les avalera très bien sans se blesser !

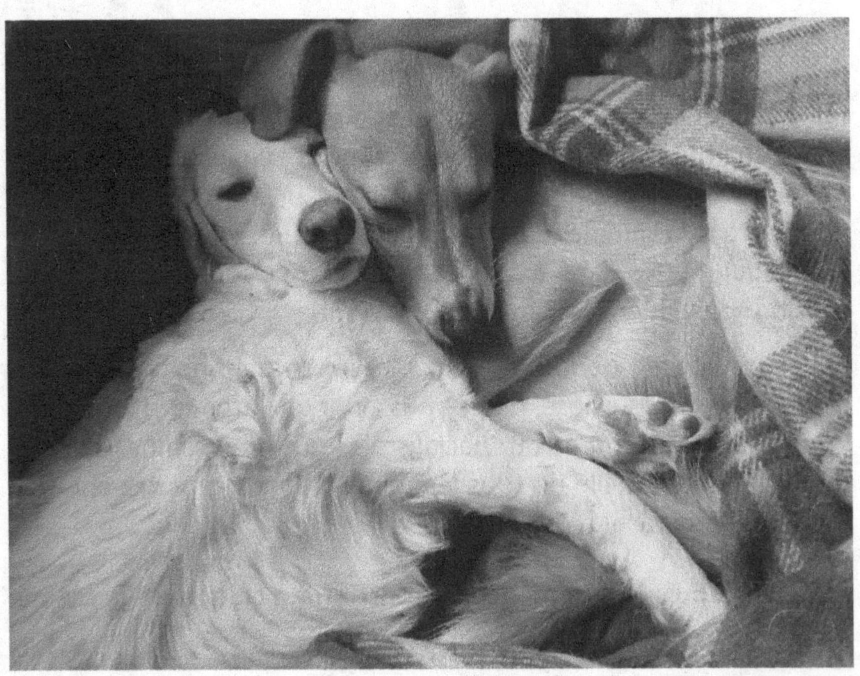

Mon compagnon risque-t-il des maladies en mangeant de la viande crue ?

Il est vrai que les selles des animaux nourris avec le régime Barf ont plus de salmonelles que les autres. Toutefois, cela n'engendre aucune maladie grave si les viandes que vous achetez sont de très bonne qualité et qu'elles sont conservées au réfrigérateur et au congélateur. Par contre, si vous avez de jeunes enfants, des personnes âgées ou une personne ayant peu de défenses immunitaires à vos côtés alors ne nourrissez pas votre chien avec du Barf, les risques contagieux seraient trop élevés. Préférez à la place les repas ménagers où la viande est cuite.

Quand vous préparez les repas de votre ami, veillez aussi à ce que le plan de travail soit parfaitement nettoyé du dernier repas. Lavez également systématiquement la gamelle de votre chien après chaque ration

Puis-je nourrir mon chiot avec le régime Barf ?

La réponse est oui ! Il est tout à fait possible de nourrir votre tout jeune compagnon avec de la viande crue et des abats, à condition de très bien vous informer pour lui donner toutes les vitamines, les minéraux et les oligo-éléments nécessaires à sa bonne croissance. Il faut en effet éviter qu'il grandisse trop vite, en lui donnant le bon apport énergétique. Il faut donc veiller au bon dosage pour lui donner tout de même le bon apport calorique. Vous devrez veiller aussi à lui mettre dans ses repas du calcium et du phosphore afin de bien consolider ses os au fil des mois.

Pour être certain de ne faire aucune erreur qui provoquerait des carences ou une surdose, faites-vous aider une première fois par un vétérinaire naturopathe ou spécialiste en nutrition canine, qui vous fera un menu détaillé de tous les repas à donner à votre chiot en fonction de sa race et de son âge.

À quel âge puis-je commencer à nourrir mon chiot avec le régime Barf ?

Vous pouvez commencer doucement à nourrir votre tout jeune chiot avec de la viande crue dès l'âge de cinq semaines en même temps que ses tétées.
Ajoutez également quelques légumes cuits et broyez finement des os crus pour lui apporter sa dose de calcium.
Une fois le sevrage terminé, vous pouvez alors nourrir entièrement votre jeune ami avec des repas barf.

Ne lui donnez pas d'os trop durs à mâcher encore, privilégiez les queues de bœufs, les cous de poulet ou les côtes d'agneau qui sont plus mous.

Quelle quantité de nourriture donner à mon chiot ?

Avant toute chose, il vous faut savoir que les chiots doivent manger trois à quatre fois par jour pour combler leurs besoins énergétiques qui sont bien supérieurs à ceux des adultes.
Cela représente entre quatre et six pour cent de son poids par jour et doit être ajusté en fonction de l'activité des chiots.
Les chiots de bergers par exemple auront besoin de plus de nourriture que les chiots plus sédentaires.

Et si mon chiot s'infecte avec des germes présents dans la viande crue ?

Bien que présentant peu de risques si vos viandes sont de qualité et bien conservées au frais et au congélateur, il est tout à fait normal de vous inquiéter si vous nourrissez votre chiot avec des viandes crues.

Pour celles et ceux qui souhaitent commencer le Barf une fois votre chiot passé un an, vous pouvez alors cuire ses viandes pour éviter tout risque de contamination.

Cela sera moins intéressant au niveau nutritif, mais vous pourrez ainsi avoir l'esprit tranquille pendant toute la croissance de votre chiot.

Mon chien de 16 ans peut-il manger de la viande crue ?

La réponse est encore oui, car cela l'aidera grandement à mieux poursuivre sa vieillesse et à voir disparaître certains de ses problèmes de santé liés à ses croquettes industrielles.

Ma chienne attend des petits, peut-elle aussi être au régime Barf ?

Si vos viandes sont de très bonne qualité et bien conservées au frais vous pouvez les donner crues à votre chienne. Mais par précaution et pour éviter tout risque de contamination aux salmonelles qui pourraient mettre les chiots en danger ainsi que votre chienne, alors il est préférable de cuire ses viandes jusqu'à leur naissance.

Comment passer des croquettes au régime Barf ?

Votre chien ou votre chiot a un système digestif fragile qui supporte mal les changements brutaux de nourriture. Aussi, faudra-t-il que vous alliez doucement dans votre transition entre les croquettes et le régime Barf.

Commencez par de petites quantités de nourriture Barf les deux premiers jours afin que l'estomac de votre compagnon s'habitue à la viande et aux abats. Ne mélangez pas ses croquettes en même temps toutefois, car il aurait du mal à digérer ces deux aliments qui demandent chacun un temps particulier de digestion.

Puis augmentez ensuite les doses de viandes jusqu'à atteindre la vraie ration. Entre ces petites rations, donnez-lui ses repas de croquettes comme d'habitude.

Si votre chien « fait la tête » devant sa viande crue et ses légumes, parce qu'il n'a pas l'habitude d'une telle nourriture, rusez un peu en cuisant certains morceaux de viande, puis donnez-les ensuite de moins en moins cuits au fil des jours.

Quelles sont les viandes que je peux donner à mon animal ?

Voici la liste de toutes celles que votre compagnon appréciera grandement :

- La poitrine de poulet

- La poitrine de bœuf

- La poitrine de porc

- Le filet de poulet

- Le filet de dinde

- Les filets de bœuf

- Le filet de lapin

- Le filet de porc

- Les joues de porc

- Les joues de bœuf

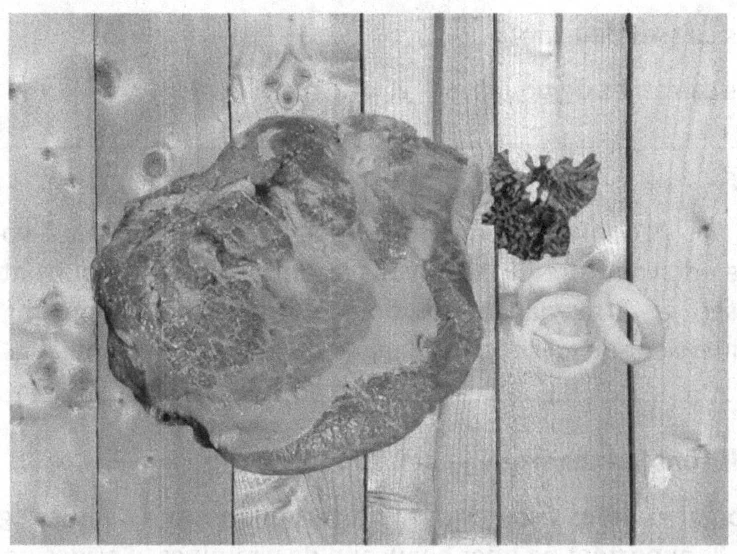

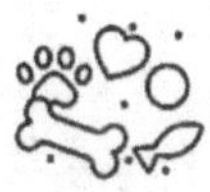 **Quels sont les os charnus que mon compagnon peut manger ?**

Les os crus sont une très bonne solution pour donner à votre chien toutes les protéines, les graisses et le calcium dont il a besoin au quotidien. Surveillez toujours votre ami lorsque vous lui donnez ses os charnus, du moins les premiers temps.

Voici à présent la liste des os crus que vous pouvez lui donner :

- Les côtes de veau

- Les cous de veau

- Les ailes et les cuisses de poulet

- Les cous de poulet

- Les carcasses de dinde

- Les cous de canards

- La poitrine de veau

- Les jarrets de bœuf

- Les cuisses de lapin

- Les carcasses de poulet

⚠️ N'oubliez pas que tous les os que vous donnez à votre chien doivent être CRUS. Si vous les faites cuire, ils pourront se casser et être dangereux pour votre compagnon, car ils risqueraient de lui couper la langue ou de percer ses intestins.

Quels sont les abats que je peux donner à mon ami ?

Les organes et les viscères ont une part importante dans le régime Barf. Ils apportent en effet beaucoup de vitamines, d'acides gras et de protéines à votre chien. Voici la liste des abats que vous pouvez lui donner :

- Les poumons de lapin

- L'estomac de poulet

- Le foie de bœuf

- Le foie de porc

- Les rognons de porc

- Les rognons de bœuf

- Les rognons de poulet

- La cervelle de lapin

Quels sont les poissons que je peux donner à mon compagnon adulte ou chaton ?

Les poissons ne sont à donner qu'une fois par semaine en raison des métaux lourds qu'ils contiennent dans leur chair (pollution des océans), mais ils sont tout de même importants dans le régime Barf. Ils contiennent en effet des acides gras, des oméga-3 et 6, de la vitamine D, des protéines, et de la taurine.

Veillez toujours à bien retirer le maximum d'arrêtes des poissons que vous donnez à votre chien, ou mieux, hachez-les ou mixez-les afin d'éviter tout risque qu'une l'une d'entre elles se plante dans sa gorge ou ailleurs.

Si votre chien est en surpoids, vous pouvez lui donner ces poissons qui sont moins riches en graisse :

- Le merlan

- Le cabillaud

- Le lieu

- La julienne

- La sole

Les autres poissons contenant plus d'oméga-3 :

- Le cabillaud

- Le brochet

- La limande

- Le saumon

- Les sardines

- La truite

- Le thon (frais et surtout pas en boite)

- Les harengs

- L'anguille

- La perche

Les poissons contenant des composés dangereux pour votre chien, car ils détruisent certaines vitamines :

- Les anchois

- La carpe

- Le colin

- Le maquereau

- La daurade

 **Attention aux chiens atteints de MDR1**

Le gène MDR1 est muté chez certains chiens de race Colleys, Bergers des shetland, Bergers blancs suisses, Bergers australiens et Border collies.

Ce gène code une protéine située dans la barrière hémato-méningée. Lorsque le gène MDR1 est muté, cette protéine est alors inopérante et certains médicaments vont alors s'accumuler dans le système nerveux.

Les chiens souffrant de ce gène muté doivent donc éviter de manger du poisson d'élevage, car les éleveurs les vermifugent avec des molécules toxiques pour ces chiens.

Quels sont les fruits de mer que je peux donner à mon ami à quatre pattes ?

Les fruits de mer sont comme les poissons : riches en vitamines et protéines, si vous le souhaitez, vous pouvez donc en intégrer dans les repas de votre chien. Voici la liste que vous pouvez lui donner :

- Les coques

- Les moules

- Les palourdes

- Les crevettes

- Le homard

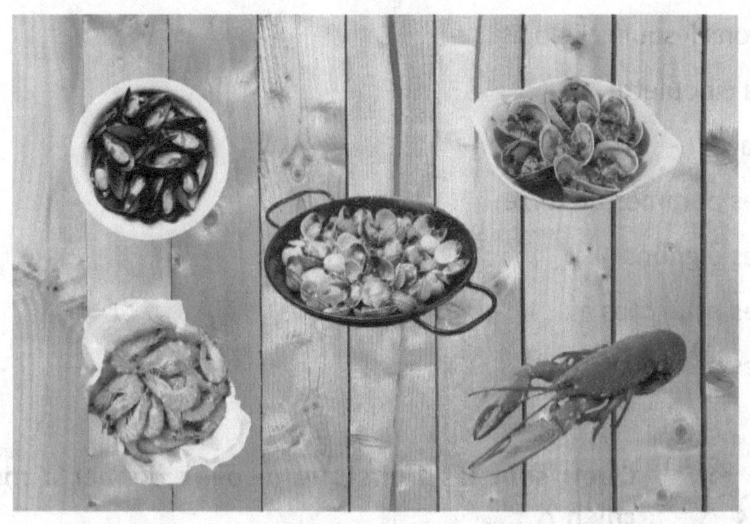

Quels sont les légumes que je peux donner à mon ami ?

Les légumes sont à donner à plus faible quantité, car ils n'entrent pas dans le régime carnivore de votre animal. Mais voici tout de même la liste des légumes que vous pouvez lui donner :

- Les haricots verts

- Le céleri

- Les épinards

- Les courgettes

- Les petits pois

- Le poivron

- Le concombre

- La laitue

- La betterave

Y-a-t-il des légumes à interdire à mon chien ?

Et bien il en existe quelques-uns en effet qu'il ne faut jamais donner à manger à votre ami, car ils peuvent provoquer des anémies (destruction des globules rouges) et des problèmes digestifs.

Voyons lesquels il s'agit :

- La ciboulette
- L'ail
- Les pommes de terre
- Les oignons
- Les échalotes
- Les poireaux

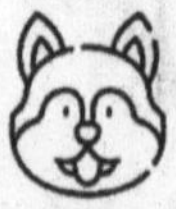

Quels sont les fruits que je peux donner à mon chien ?

Les fruits sont très sucrés pour certains. Aussi vous pouvez en donner, mais en très petites quantités deux fois par semaine.
Voici lesquels vous pouvez lui faire déguster :

- Les fraises
- La pastèque
- Les pommes
- Les melons
- Les poires
- Les pêches

Y-a-t-il des fruits dangereux pour mon chien ?

Il n'y en a que deux réellement à proscrire en raison de leur toxicité :

- L'avocat
- Les raisins

Les autres ingrédients à inclure dans les gamelles de votre compagnon :

En plus des viandes, des légumes, des fruits et des fruits de mer, vous pouvez aussi ajouter d'autres aliments qui seront bons pour sa santé. Voici lesquels :

● Un œuf (avec la coquille, le jaune et le blanc, donné cru), 2 fois par semaine

● De l'huile d'olive (pour la prévention des problèmes cardiovasculaires), une cuillère à café trois fois par semaine

● Un yaourt nature une fois par semaine

● De la levure de bière tous les jours (chiens jusqu'à 10 kilos : une cuillère à café, chiens jusqu'à 15 kilos : une cuillère et demi à café, chiens jusqu'à 20 kilos : deux cuillères à café, chiens jusqu'à 25 kilos : deux cuillères et demi à café, etc ...)

● De l'huile de poisson (vendue en gélules chez votre vétérinaire ou les animaleries sur Internet)

Quelles quantités de nourriture dois-je donner à mon chien ?

Les calculs étant à adapter en fonction du poids de votre chien, de son activité, de son âge, s'il est stérilisé ou non, et de la présence éventuelle de maladies, demandez à un vétérinaire spécialisé d'élaborer avec vous les grammages précis dont aura besoin votre ami.

Pour terminer ce chapitre, sachez que si le fait de donner de la viande crue à votre chien vous dérange, vous pouvez tout à fait la faire cuire en suivant toutes les indications de ce chapitre pour lui fabriquer de délicieux repas ménagers.
L'important étant qu'il ne mange PAS de croquettes qui contiennent beaucoup d'ingrédients nocifs pour sa santé et qui le rendraient plus fragile et facilement malade en vieillissant.

L'IMPORTANCE DE DRAINER LES ORGANES ÉLIMINATEURS

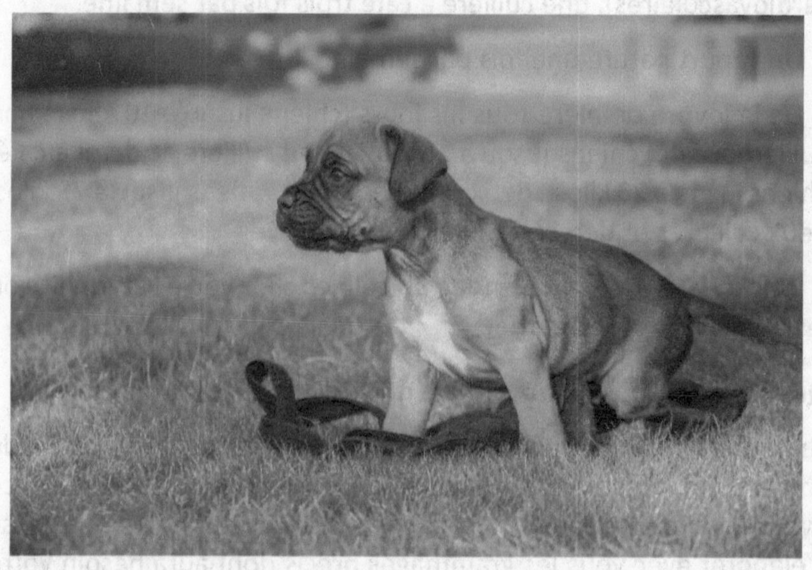

Les organes éliminateurs, que l'on appelle aussi les émonctoires, jouent un rôle clé pour maintenir votre chien en bonne santé tout au long de sa vie.

Ces organes sont le foie bien évidemment, ainsi que ses reins, sa peau, ses intestins et ses poumons. Ils travaillent nuit et jour sans jamais s'arrêter, pour éliminer tous les déchets reçus et produits par son corps : son alimentation, ses traitements médicaux, son stress, la pollution ambiante, son vieillissement et ses déchets cellulaires. Même si votre ami à quatre pattes est en bonne santé, il faut impérativement penser à drainer ses organes éliminatoires pour leur permettre de travailler sans jamais saturer.

À la longue en effet, ils s'épuisent de ne jamais s'arrêter, surtout s'ils sont submergés de toxines tous les jours. Aussi, aidez-les grâce aux plantes à les désengorger et à les nettoyer. Sans cela, votre ami canin attrapera plus facilement de maladies facilement évitables, qu'on appelle les maladies de surcharge ou d'encrassement.

Une seconde raison primordiale de drainer les organes émonctoires de votre chien tous les six mois est d'éviter que ces derniers développent une maladie grave à force d'être chaque jour submergés de toxines.

Si toutefois votre ami est en excellente santé, vous pouvez lui faire un drainage seulement une fois par an. Si votre chien souffre d'une maladie grave, faites en revanche un drainage très vite, en particulier de ses organes concernés. Cela l'aidera à se soigner plus rapidement et à éliminer les résidus chimiques de ses médicaments.

Quand drainer les organes de votre compagnon ?

Il est de préférence conseillé de faire son drainage au retour de la belle saison, au printemps et quelques jours après l'avoir vermifugé pour éviter toute infestation par des vers intestinaux.

Mélanges de plantes selon les organes à drainer

<u>Drainage des reins</u> :

	Petits chiens de moins de 10 kilos	Chiens moyens de 10 à 30 kilos	Grands chiens de plus de 30 kilos
Orthosiphon	10 grammes	20 grammes	40 grammes
Pissenlit	10 grammes	20 grammes	40 grammes
Levure de boulangerie	15 grammes	30 grammes	60 grammes
TOTAL	35 grammes	70 grammes	140 grammes

<u>Drainage des intestins :</u>

	Petits chiens de moins de 10 kilos	Chiens moyens de 10 à 30 kilos	Grands chiens de plus de 30 kilos
Mélisse	20 grammes	40 grammes	80 grammes
Cassis	10 grammes	20 grammes	40 grammes
Levure de boulangerie	20 grammes	40 grammes	80 grammes
TOTAL	50 grammes	100 grammes	200 grammes

<u>Drainage du foie :</u>

	Petits chiens de moins de 10 kilos	Chiens moyens de 10 à 30 kilos	Grands chiens de plus de 30 kilos
Artichaut	10 grammes	20 grammes	40 grammes
Chardon-Marie	10 grammes	20 grammes	40 grammes
Levure de boulangerie	15 grammes	30 grammes	60 grammes
TOTAL	35 grammes	70 grammes	140 grammes

<u>Drainage du foie et des reins</u> :

	Petits chiens de moins de 10 kilos	Chiens moyens de 10 à 30 kilos	Grands chiens de plus de 30 kilos
Chardon-Marie	10 grammes	20 grammes	40 grammes
Orthosiphon	10 grammes	20 grammes	40 grammes
Pissenlit	10 grammes	20 grammes	40 grammes
Levure de bière (de boulangerie)	20 grammes	40 grammes	80 grammes
TOTAL	50 grammes	100 grammes	200 grammes

<u>Drainage de la peau</u> :

	Petits chiens de moins de 10 kilos	Chiens moyens de 10 à 30 kilos	Grands chiens de plus de 30 kilos
Bardane	10 grammes	20 grammes	40 grammes
Pensée sauvage	10 grammes	20 grammes	40 grammes

	15 grammes	30 grammes	60 grammes
Levure de boulangerie	15 grammes	30 grammes	60 grammes
TOTAL	35 grammes	70 grammes	140 grammes

Drainage des poumons :

	Petits chiens de moins de 10 kilos	Chiens moyens de 10 à 30 kilos	Grands chiens de plus de 30 kilos
Prêle des champs	20 grammes	40 grammes	80 grammes
Cassis	10 grammes	20 grammes	40 grammes
Levure de boulangerie	20 grammes	40 grammes	80 grammes
TOTAL	50 grammes	100 grammes	200 grammes

La posologie pour chaque drainage est la suivante :

● Petits chiens de moins de 10 kilos : 5 grammes par jour soit une cuillère à café.

● Chiens moyens de 10 à 30 kilos : 10 grammes par jour soit deux cuillères à café.

● Grands chiens de plus de 30 kilos : 15 grammes par jour soit une cuillère à soupe.

Les cures se donnent pendant sept jours. Si votre grand chien manque d'envie de manger ses repas contenant les plantes au goût souvent amer, vous pouvez dans ce cas lui donner une demi-cuillère à soupe le matin et l'autre moitié le soir.

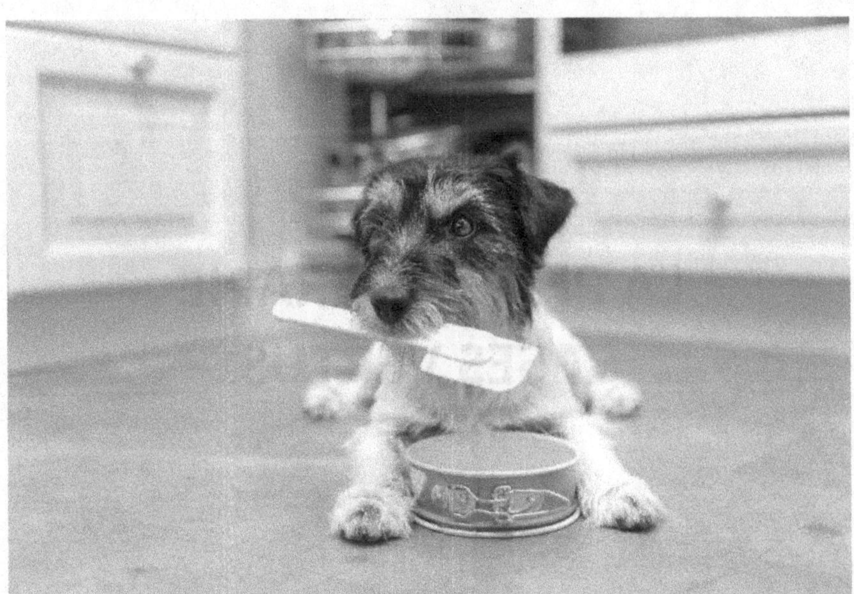

LA PHYTOTHÉRAPIE ET SES VERTUS

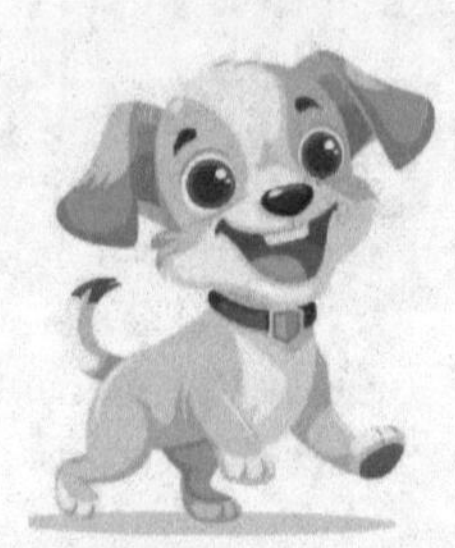

LA PHYTOTHÉRAPIE, QU'EST-CE DONC ?

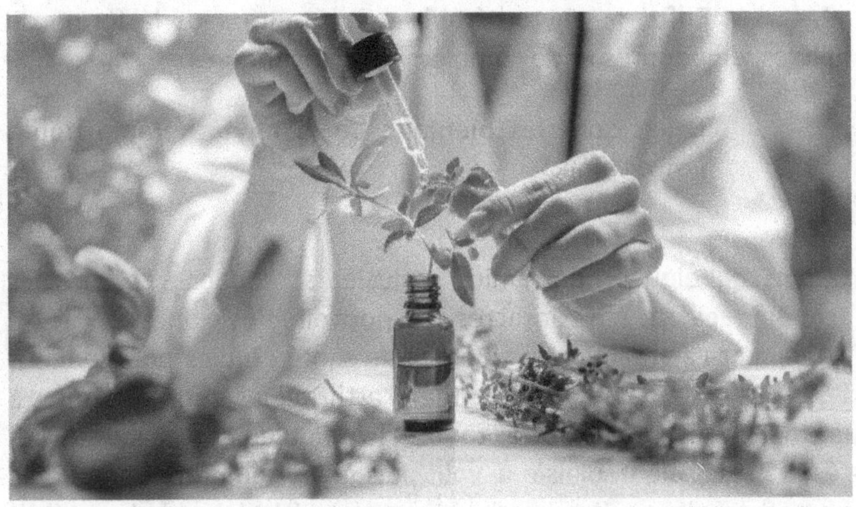

Cette merveilleuse discipline médicale est basée sur l'utilisation des plantes présentes à travers le monde. On l'utilise depuis des millénaires partout sur le globe, car son efficacité est remarquable et il n'existe quasiment aucun effet secondaire.

La phytothérapie utilise les extraits et les principes actifs des plantes pour déclencher la guérison, le soulagement ou la prévention des maladies, des douleurs ou des lésions.

Les médicaments vendus d'ailleurs en pharmacie, sont fabriqués à partir de plantes et d'extraits de plantes, au tout départ.

Cette médecine s'utilise autant pour soigner des maladies ou des traumatismes physiques, que pour les prévenir. Pour augmenter encore davantage ses effets, il est conseillé d'employer des techniques de gestion du stress, de l'angoisse, et de bien-être au quotidien.

Selon les vétérinaires phytothérapeutes, certains s'intéressent plus aux effets globaux des plantes sur l'animal, tandis que d'autres regarderont plutôt les réactions biochimiques et examineront davantage les symptômes des maladies et de l'action des plantes sur elles. Cette discipline se présente sous des formes variées. Elle soigne à l'aide de tisanes et d'infusions de fleurs, de racines et de feuilles. Elle soigne également grâce aux cataplasmes et aux huiles essentielles. On utilise aussi les bourgeons et les jeunes pousses végétales. Enfin, la phytothérapie se présente sous la forme de gélules, de poudres et de compléments alimentaires.

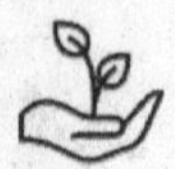

Quels sont les bienfaits de la phytothérapie pour votre chien ?

Depuis quelques décennies, plusieurs études et articles scientifiques ont été consacrés aux pouvoirs des plantes sur l'être humain et l'animal. Les problèmes de santé étudiés portaient sur les cancers, la maladie d'Alzheimer, l'arthrite, les symptômes liés à la ménopause, ainsi que toutes les douleurs physiques. Les résultats faisaient plaisir à voir puisqu'ils démontraient que la phytothérapie, seule ou couplée avec la médecine classique, était efficace pour soigner certains problèmes.

Les traitements par les plantes ont le grand avantage de ne provoquer aucun effet secondaire, là où les médicaments classiques dérèglent parfois des fonctions de notre corps ou de celui de notre animal. De plus, les scientifiques ont démontré que certaines plantes ont des effets immédiats sur notre métabolisme et sur celui de nos compagnons et agissent donc très rapidement sans provoquer d'accoutumance par la suite.

La phytothérapie peut ainsi soigner votre animal sur tous ces aspects selon eux :

• Système cardiovasculaire défectueux

• Santé fragile

• Problèmes respiratoires

• Peau et poils ternes, cassants ou gras

• Défenses immunitaires faibles

• Maladies des gencives

- Stress et anxiété

- Digestion difficile

- Articulations abîmées

- Lutte contre les parasites internes et externes

- Aide à la bonne gestation

- Maladies chroniques comme les otites ou l'asthme

- Soutien de votre compagnon s'il fait de la chimiothérapie

 **Remontons le fil du temps...**

3000 ans avant Jésus-Christ, les peuples du monde entier utilisaient déjà les plantés pour soigner leurs proches et leurs animaux. Les historiens ont trouvé plusieurs tablettes d'argiles sur lesquelles était gravé le nom de centaines de plantes médicinales. Hélas, vers la fin du XIXème siècle, la progression de la médecine scientifique et la création des médicaments comme l'aspirine, les antibiotiques et d'autres encore, ont éloigné de manière drastique les populations des remèdes aux plantes. Ces derniers ont été tournés en dérision là où auparavant, ils étaient adulés pour soigner les maladies et les traumatismes.

Mais en raison des effets indésirables dus aux médicaments de synthèse, les gens ont souhaité dès les années 1970 se tourner de nouveau vers les plantes médicinales.

L'attrait pour celles-ci fut si fort que certains scientifiques décidèrent d'y consacrer des études et que de grands organismes, comme l'Organisation Mondiale de la Santé et la Communauté européenne, ont décidé de recenser tous les usages des plantes pour la guérison des maladies, et les faire valider par les scientifiques. Merveilleux, n'est-ce pas ?

En Allemagne également, la phytothérapie est si reconnue qu'elle fait partie intégrante des programmes d'études des médecines classiques.

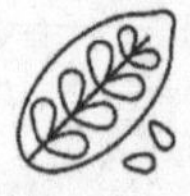

Comment travaillent les phytothérapeutes ?

Si vous amenez votre chien voir un phytothérapeute, il vous posera nombre de questions sur lui, ses habitudes de vie et les vôtres, son état de santé et ses symptômes s'il est malade ou blessé.

Le médecin lui prescrira ensuite un mélange de plantes qu'il préparera lui-même depuis son cabinet, où qu'il commandera chez ses fournisseurs.

Les remèdes sont élaborés à partir des racines, des tiges, des fleurs, ainsi que des feuilles des plantes médicinales.

Le praticien pourra aussi vous prodiguer des conseils sur votre façon de nourrir votre compagnon, ou des consignes à appliquer pour diminuer son stress ou ses angoisses. Par exemple, réaménager son espace de vie ou changer vos habitudes qui pourraient être préjudiciables pour votre chien, sans que vous le sachiez.

Les mélanges de plantes prescrits par votre phytothérapeute peuvent se présenter sous forme de gélules, de décoctions, de liquides ou de pommades. Après quelques semaines de traitement, votre vétérinaire reverra votre animal pour juger avec vous de l'efficacité de son remède. Au besoin, il changera certaines plantes pour optimiser les effets de celui-ci, et pourra vous envoyer vers un confrère pratiquant une autre discipline de médecine naturelle. Un collègue phytothérapeute associait par exemple souvent ses soins avec des séances de relaxation dans un autre cabinet.

Malgré la quasi-absence d'effets secondaires dans les remèdes aux plantes, il faut tout de même savoir que certaines d'entre elles pourraient être toxiques si elles étaient trop dosées, ou combinées à d'autres plantes qui les rendraient trop réactives.

La prise de médicaments classiques ou de compléments alimentaires peut également créer des interactions nocives pour votre ami à poils. Aussi, votre phytothérapeute passera un bon moment avec vous à découvrir tous les détails du parcours médical de votre chien.

Quelles plantes pour soigner les problèmes de santé ?

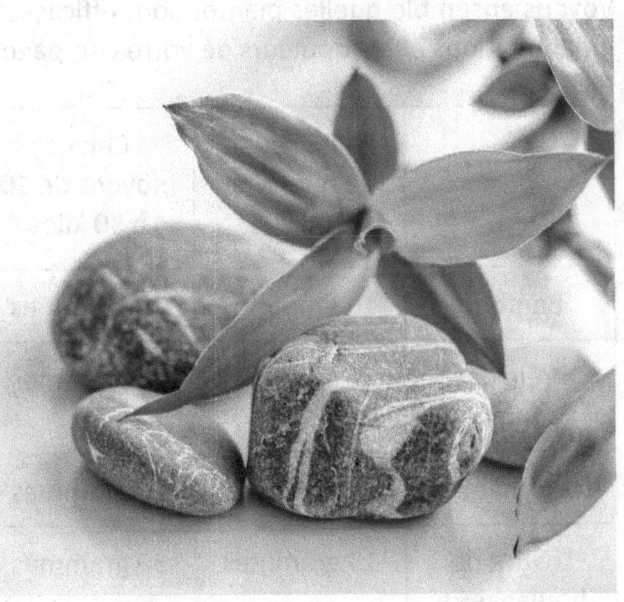

Votre chien peut tirer un grand profit de cette merveilleuse médecine grâce aux propriétés puissantes des plantes que recèle notre monde. Découvrons ensemble les problèmes de santé que vous pouvez soigner chez votre chien, ainsi que les plantes associées que vous pourrez utiliser.

Les problèmes articulaires, les tendinites et les inflammations des ligaments

Ils ne concernent pas seulement les vieux chiens, des animaux plus jeunes peuvent aussi en souffrir. Soit parce qu'ils sont en surpoids, qu'ils ont subi un accident ou des maltraitances ou qu'ils sont en carences.

Certains chiens peuvent aussi avoir une dysplasie qui est une malformation d'une articulation ou d'un os. Cela peut engendrer par la suite de l'arthrose et des difficultés à se mouvoir.

Quant aux tendinites et aux inflammations des ligaments, cela est souvent dû à un traumatisme physique, une entorse ou un étirement trop profond. Certains chiens de courses peuvent aussi se déclencher ces problèmes à force de forcer tous les jours sur leurs quatre pattes.

Voyons ensemble quelles plantes sont efficaces pour diminuer les inflammations et les douleurs de votre compagnon :

	Petits chiens de moins de 10 kilos	Chiens moyens de 10 à 30 kilos	Grands chiens de plus de 30 kilos
Bambou	10 grammes	20 grammes	40 grammes
Prêle des champs	10 grammes	20 grammes	40 grammes
Lithothamne	10 grammes	20 grammes	40 grammes
Levure de boulangerie	15 grammes	30 grammes	60 grammes
TOTAL	45 grammes	90 grammes	180 grammes

Donnez-lui votre remède tous les matins dans son repas, prévoyez quelque chose d'appétant pour masquer l'odeur forte des plantes. Faites cela pendant dix jours.

• Petits chiens de moins de 10 kilos : 5 grammes par jour, soit une cuillère à café.

• Chiens moyens de 10 à 30 kilos : 10 grammes par jour, soit deux cuillères à café.

• Grands chiens de plus de 30 kilos : 15 grammes par jour, soit une cuillère à soupe.

Si votre chien a un problème locomoteur assez grave ou qui date de plusieurs années, vous pouvez alors lui faire au moins trois cures à donner une semaine sur deux durant deux mois.

Les entorses

Au cours de sa vie, il peut arriver que votre chien fasse un mauvais mouvement tandis qu'il court ou qu'il saute, ou même qu'il joue avec un autre chien si le jeu est brutal. Il se fera alors un étirement trop important des ligaments de sa patte ou pire, il peut les rompre. Une de ses articulations peut aussi s'être tordue lors du mouvement.

C'est ce qu'on appelle une entorse et c'est très douloureux !

De même que chez les humains, votre chien se mettra à boiter et ne pourra plus poser sa patte au sol. Il faut rapidement l'emmener chez le vétérinaire afin qu'il regarde l'étendue des dégâts au plus vite. Le traitement d'une entorse passe par la prise de médicaments anti-inflammatoires et du repos. Mais c'est difficile lorsque le chien est jeune et qu'il n'a plus mal au bout de trois jours. Il se pense guéri et veut donc recommencer à courir en promenade !

Le problème est que si l'articulation est moins enflée, les ligaments eux ne se réparent pas grâce aux médicaments. Le mieux est alors de limiter au maximum les promenades au strict nécessaire afin d'aider les ligaments à se soigner.

Le bon réflexe à avoir est de donner à votre chien un remède à base de plantes pour régénérer les ligaments déchirés. Le traitement aura pour but gagnant de continuer à faire disparaître l'inflammation de la patte et de réparer les ligaments.

Voici le remède à préparer pour le soulager au plus vite afin que votre ami puisse reprendre ses promenades et ses jeux qu'il aime tant :

	Petits chiens de moins de 10 kilos	Chiens moyens de 10 à 30 kilos	Grands chiens de plus de 30 kilos

Cassis	10 grammes	20 grammes	40 grammes
Harpagophytum	5 grammes	10 grammes	20 grammes
Bambou	10 grammes	20 grammes	40 grammes
Prêle des champs	10 grammes	20 grammes	40 grammes
Pissenlit	5 grammes	10 grammes	20 grammes
Levure de boulangerie	10 grammes	20 grammes	40 grammes
TOTAL	50 grammes	100 grammes	200 grammes

Donnez-lui votre remède tous les matins dans son repas, prévoyez quelque chose d'appétant pour masquer l'odeur forte des plantes. Faites cela pendant deux semaines. Si l'entorse de votre chien est très sévère et douloureuse, donnez-lui le remède matin et soir pendant deux semaines.

- Petits chiens de moins de 10 kilos : 5 grammes par jour, soit une cuillère à café.

- Chiens moyens de 10 à 30 kilos : 10 grammes par jour, soit deux cuillères à café.

- Grands chiens de plus de 30 kilos : 15 grammes par jour, soit une cuillère à soupe.

Si à la fin de la cure, votre chien boite encore fortement, vous pouvez poursuivre la cure deux semaines de plus, mais cette fois-ci en modifiant votre remède pour simplement régénérer les ligaments qui ne sont pas encore guéris. Reportez-vous au tableau de la page 43.

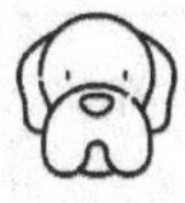

Les tendinites

Il s'agit d'une inflammation des tendons causée par plusieurs facteurs : soit un excès d'activité physique sans temps suffisant pour permettre aux tendons de se reposer, soit des mouvements inadaptés pendant un long effort.

Les tendinites peuvent aussi provenir d'une malformation d'une articulation, entraînant des étirements trop importants des tendons.

Si votre chien boite, il faut au plus vite en trouver la cause afin que s'il s'agit d'une tendinite, vous puissiez agir dès le début de l'inflammation et éviter que les dégâts ne deviennent irréversibles. Auquel cas, votre chien pourrait garder une boiterie à vie.

Votre vétérinaire vous donnera des anti-inflammatoires à prendre pendant 10 jours, mais il faut absolument en amont donner un remède à base de plantes à votre ami pour soigner et fortifier ses tendons endommagés. Ce que ne feront pas les anti-inflammatoires. Autrement, la tendinite ne sera jamais complètement soignée et reviendra toujours à un moment ou à un autre.

Voici comment régénérer les tendons abîmés de votre compagnon à quatre pattes :

	Petits chiens de moins de 10 kilos	Chiens moyens de 10 à 30 kilos	Grands chiens de plus de 30 kilos
Cassis	5 grammes	10 grammes	20 grammes
Bambou	10 grammes	20 grammes	40 grammes
Prêle des champs	10 grammes	20 grammes	40 grammes
Lithothamne	10 grammes	20 grammes	40 grammes

Levure de boulangerie	10 grammes	20 grammes	40 grammes
TOTAL	45 grammes	90 grammes	180 grammes

Donnez-lui votre remède tous les matins dans son repas, prévoyez quelque chose d'appétant pour masquer l'odeur forte des plantes. Faites cela pendant dix jours.

• Petits chiens de moins de 10 kilos : 5 grammes par jour, soit une cuillère à café.

• Chiens moyens de 10 à 30 kilos : 10 grammes par jour, soit deux cuillères à café.

• Grands chiens de plus de 30 kilos : 15 grammes par jour, soit une cuillère à soupe.

Si la tendinite de votre chien est importante et qu'il a du mal à marcher après les dix jours de traitement, vous pouvez poursuivre la cure jusqu'à trois semaines.

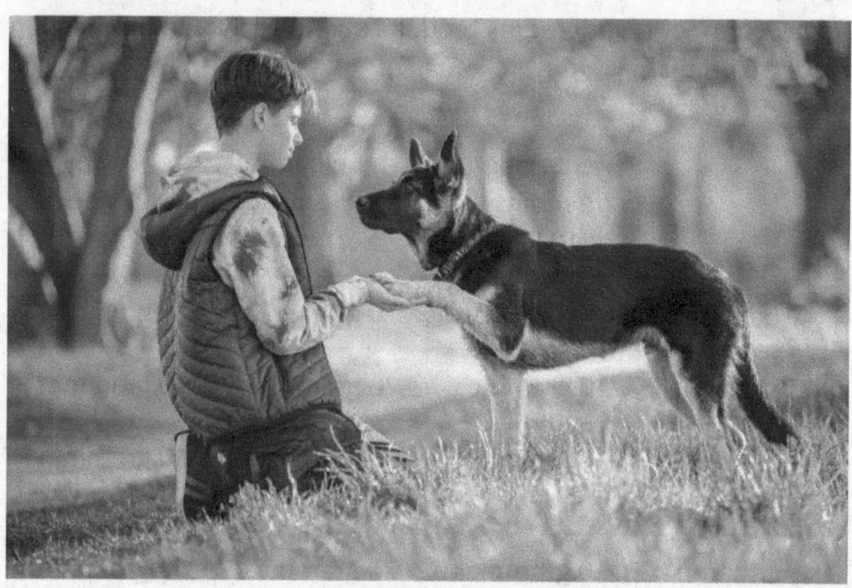

L'arthrose

Il s'agit d'une dégénérescence des cartilages situés autour des articulations de votre chien. Elle apparaît la plupart du temps chez les chiens passés 10 ans, et touche principalement les genoux, les coudes, les épaules et les hanches.

Les signes les plus visibles de cette arthrose sont une boiterie au moment du lever le matin ou après une sieste. On constate aussi des boiteries après une promenade trop longue par exemple.

Les chiens atteints essaient de préserver leurs membres douloureux en reportant leur poids sur leurs autres membres, ce qui crée d'autres douleurs au fil du temps.

Il est important de soigner les cartilages de votre chien dès l'âge de 10 ans pour repousser les effets de l'arthrose et pour limiter la progression qui est inéluctable.

En plus des plantes à donner à votre chien, faites également un bon drainage de son foie pour l'aider à soulager ses membres plus rapidement. L'arthrose est en effet associée à une surcharge du foie qui doit s'occuper d'évacuer les cellules des cartilages dégénérés en plus de toutes les autres toxines de l'organisme.

Faites votre drainage une semaine par mois pendant au moins trois mois. Reportez-vous à la page 30 pour connaître le mélange de plantes à préparer pour cela.

Vous devez aussi supprimer les croquettes industrielles de votre chien pour les remplacer par de la viande, du poisson, des légumes et des produits laitiers. C'est primordial pour que ses cartilages soient bien mieux nourris et puissent ainsi se régénérer pour permettre à votre chien de continuer à marcher jusqu'à un âge très avancé.

Pour retarder les effets de l'arthrose, vous pouvez également donner ce mélange de plantes qui saura renforcer les bienfaits de son régime alimentaire :

	Petits chiens de moins de	Chiens moyens de 10	Grands chiens de plus de 30

	10 kilos	à 30 kilos	kilos
Lithothamne	10 grammes	20 grammes	40 grammes
Bambou	10 grammes	20 grammes	40 grammes
Prêle des champs	10 grammes	20 grammes	40 grammes
Condroïtine sulfate	10 grammes	20 grammes	40 grammes
Glucosamine	10 grammes	20 grammes	40 grammes
TOTAL	50 grammes	100 grammes	200 grammes

Donnez-lui votre remède tous les matins dans son repas, prévoyez quelque chose d'appétant pour masquer l'odeur forte des plantes. Faites cela pendant deux semaines. Trois semaines si votre vieux compagnon est très atteint.

• Petits chiens de moins de 10 kilos : 5 grammes par jour, soit une cuillère à café.

• Chiens moyens de 10 à 30 kilos : 10 grammes par jour, soit deux cuillères à café.

• Grands chiens de plus de 30 kilos : 15 grammes par jour, soit une cuillère à soupe.

Vous constaterez en faisant des recherches sur Internet que l'on ne peut pas trouver de la condroïtine sulfate et du glucosamine. Pour votre remède, il vous faudra aller chez un vétérinaire pour les commander ou les acheter. Vous devrez alors demander à avoir des chondro-protecteurs.

Retenez bien ceci : Si vous avez un vieux chien, pensez à lui donner votre remède quelques semaines avant l'hiver. Cela renforcera ses cartilages pour qu'ils soient moins sensibles au froid et à l'humidité hivernaux. En effet, l'hiver exacerbe souvent les récepteurs des cartilages arthrosés.

Fortifier les muscles en cas de fonte

Il est primordial de muscler correctement votre chien tout au long de sa vie, car ce sont eux qui soutiennent ses articulations et qui évitent qu'il se blesse au moindre choc. En ayant des muscles épais et fortifiés, votre chien aura aussi un meilleur équilibre sur ses pattes en marchant et courant, et une meilleure coordination en sautant. En musclant régulièrement ses muscles, vous lui donnerez également une meilleure endurance pour supporter de longues promenades et des parties de jeux avec ses copains.

Pour muscler votre ami, vous pouvez faire de longues balades avec lui, mais aussi pratiquer des exercices d'agility ou l'emmener nager par exemple.

Toutefois si votre chien a subi une opération chirurgicale lourde et qu'il a dû rester au repos forcé pendant plusieurs mois, alors vous pourrez l'aider à remuscler ses muscles grâce à un remède efficace qui saura fortifier ses cellules musculaires en quelques semaines. Le voici :

	Petits chiens de moins de 10 kilos	Chiens moyens de 10 à 30 kilos	Grands chiens de plus de 30 kilos
Spiruline	10 grammes	20 grammes	40 grammes
Prêle des champs	15 grammes	30 grammes	60 grammes
Cassis	15 grammes	30 grammes	60 grammes
Coquille	5 grammes	10 grammes	20 grammes

d'œuf broyée			
Levure de boulangerie	15 grammes	30 grammes	60 grammes
TOTAL	60 grammes	120 grammes	240 grammes

Donnez-lui votre remède tous les matins dans son repas, prévoyez quelque chose de très appétant pour masquer l'odeur forte des plantes et notamment de la spiruline. Faites cela pendant trois semaines.

● Petits chiens de moins de 10 kilos : 5 grammes par jour, soit une cuillère à café.

● Chiens moyens de 10 à 30 kilos : 10 grammes par jour, soit deux cuillères à café.

● Grands chiens de plus de 30 kilos : 15 grammes par jour, soit une cuillère à soupe.

 **Les problèmes de peau**

Les maladies les plus courantes chez les chiens sont les démangeaisons, les allergies et les irritations. Elles sont causées dans 90 % des cas par l'alimentation industrielle que sont les croquettes. Elles ne contiennent en effet aucun des nutriments nécessaires au bon fonctionnement de la peau et ne font que la surcharger de toxines au fil des années.

D'autant que leur peau respire moins que celle des humains en raison de leur fourrure parfois très épaisse, on comprend mieux pourquoi dans ces conditions les chiens ont de nombreux problèmes de peau qui pourraient facilement être évités.

Malgré toutes les bonnes publicités faites autour des croquettes et les recommandations des vétérinaires, celles-ci ne remplaceront

JAMAIS la viande fraîche et les poissons que doivent manger les chiens au quotidien en tant que carnivores stricts.

Voilà pourquoi il est si important comme premier remède dans les problèmes de peau, de bannir les croquettes de votre chien.

Parmi les autres causes des problèmes dermatologiques, on trouve les piqûres de puces et de tiques qui sévissent au printemps et en été. Les chiots et souvent les jeunes chiens peuvent y être allergiques et développer alors de fortes démangeaisons qui irritent leur peau au point de les blesser parfois profondément.

Les acariens et le pollen provoquent également d'importants troubles dermatologiques.

Voyons dans un premier temps comment renforcer au quotidien les défenses de la peau de votre chien.

Commencez donc par bannir ses croquettes pour les remplacer par de la viande, du poisson, des légumes et des produits laitiers. Cela permettra à ses cellules cutanées de toujours rester en excellente santé et de produire un pelage bien plus souple, doux et qui ne tombe pas tout au long de l'année.

Car oui, votre chien n'est pas censé perdre ses poils à longueur de temps ! Il devrait les perdre en temps normal deux semaines au moment du printemps pour alléger sa fourrure en prévision de l'été, et en fabriquer plus peu de temps avant l'hiver, pour se protéger du froid lors des promenades.

En supprimant ses croquettes, vous verrez très rapidement des effets spectaculaires sur l'état de sa peau et de son pelage.

Ensuite, donnez-lui des compléments alimentaires pour apporter les doses adéquates de nutriments dont il a besoin pour renforcer ses défenses immunitaires. Je pense notamment à la levure de boulangerie et les yaourts, qui sont riches en vitamines B. N'hésitez pas à leur en donner trois fois par semaine.

Enfin, drainez deux fois par an la peau de votre chien afin de l'aider à éliminer toutes les toxines que celle-ci garde en elle au quotidien. Reportez-vous à la page 31 pour savoir comment faire.

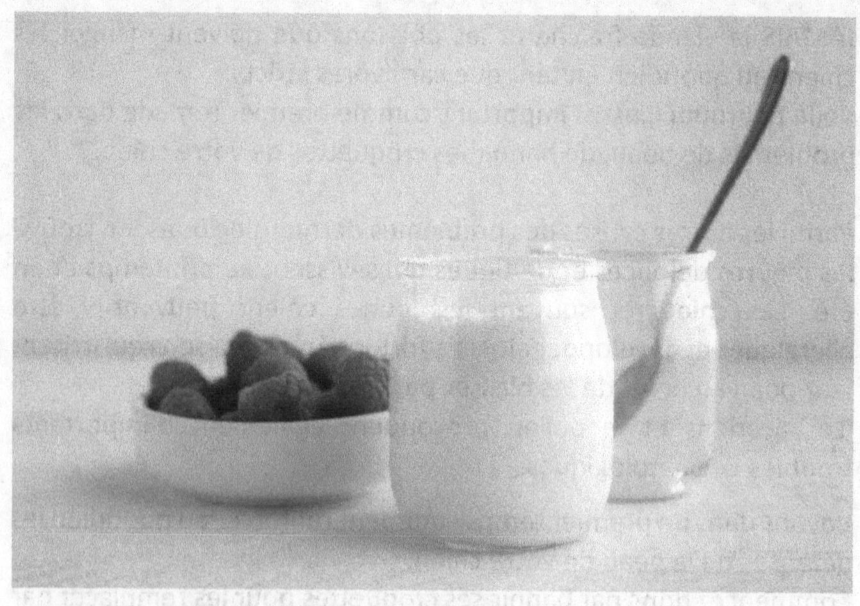

Les blessures

Si votre chien s'est blessé au cours d'une promenade ou d'une partie de jeu avec un autre chien, vous pouvez le soigner vous-même avec un remède de plantes si la blessure n'est pas trop grave. Avant cela, désinfectez sa plaie avec un produit antiseptique comme le Biseptine (vendu en pharmacie), et renouvelez l'opération plusieurs fois dans la journée.

Généralement, la blessure se refermera d'elle-même le lendemain ou le surlendemain.

Si toutefois celle-ci continue de saigner, vous pouvez alors préparer pour votre chien ce remède très efficace :

	Petits chiens de moins de 10 kilos	Chiens moyens de 10 à 30 kilos	Grands chiens de plus de 30 kilos
Prêle des champs	15 grammes	30 grammes	60 grammes

Cassis	10 grammes	20 grammes	40 grammes
Bardane	10 grammes	20 grammes	40 grammes
Chardon-Marie	5 grammes	10 grammes	20 grammes
Levure de boulangerie	20 grammes	40 grammes	80 grammes
TOTAL	60	120	240

Donnez-lui votre remède tous les matins dans son repas, prévoyez quelque chose de très appétant pour masquer l'odeur forte des plantes. Faites cela pendant une semaine. Un peu plus si la plaie n'est pas complètement guérie.

• Petits chiens de moins de 10 kilos : 5 grammes par jour, soit une cuillère à café.

• Chiens moyens de 10 à 30 kilos : 10 grammes par jour, soit deux cuillères à café.

• Grands chiens de plus de 30 kilos : 15 grammes par jour, soit une cuillère à soupe.

Les problèmes digestifs

Ces troubles sont fréquents chez nos compagnons à quatre pattes. Ils peuvent débuter très tôt dans leur vie et se déclarer jusqu'à un âge très avancé. Les symptômes classiques sont les diarrhées, les vomissements, les constipations, les pertes d'appétit et des douleurs au ventre.

Les problèmes digestifs les plus connus des vétérinaires sont les suivants :

• Les gastrites, qui sont une inflammation de l'estomac due à une intoxication, un stress chronique ou des bactéries.

• Les entérites, qui sont une inflammation de l'intestin grêle causée par l'ingestion de substances allergènes ou par la présence de bactéries.

● Les indigestions, qui sont dues à un changement de régime trop brutal et sans transition, mais aussi à des chiens trop gourmands qui avalent trop vite leurs repas sans prendre le temps de les mâcher. Comme autres causes, on trouve aussi l'ingestion d'aliments toxiques.

● Les diarrhées et les constipations, qui ont les mêmes causes que les indigestions.

● Les occlusions intestinales, qui sont causées par le blocage de l'intestin menant à l'arrêt du transit. Les causes les plus courantes sont l'ingestion d'un corps étranger ou la présence d'une tumeur.

● Les torsions de l'estomac, qui touchent le plus souvent les grands chiens après l'ingestion de leur repas, si leurs maîtres les font courir juste après. C'est un problème extrêmement grave qui doit être opéré au plus vite pour assurer la survie des chiens concernés.

Pour soigner les diarrhées et les vomissements, voici un remède de plantes que vous pouvez donner à votre chien pendant quelques jours :

	Petits chiens de moins de 10 kilos	Chiens moyens de 10 à 30 kilos	Grands chiens de plus de 30 kilos
Mélisse	10 grammes	20 grammes	40 grammes
Mauve	10 grammes	20 grammes	40 grammes
Réglisse	5 grammes	10 grammes	20 grammes
Artichaut	10 grammes	20 grammes	40 grammes
Cassis	5 grammes	10 grammes	20 grammes
Levure de	10 grammes	20 grammes	40 grammes

boulangerie			
TOTAL	50 grammes	100 grammes	200 grammes

Donnez-lui votre remède tous les matins dans son repas, prévoyez quelque chose de très appétant pour masquer l'odeur forte des plantes. Faites cela pendant une semaine. Un peu plus si le trouble digestif n'est pas complètement guéri.

- Petits chiens de moins de 10 kilos : 5 grammes par jour, soit une cuillère à café.

- Chiens moyens de 10 à 30 kilos : 10 grammes par jour, soit deux cuillères à café.

- Grands chiens de plus de 30 kilos : 15 grammes par jour, soit une cuillère à soupe.

Si votre chien toutefois fait des diarrhées chroniques, la solution la plus efficace est comme vous l'avez deviné de supprimer ses croquettes qui sont les seules responsables de ses problèmes digestifs. Donnez-lui des viandes, des poissons et des légumes à chaque repas et vous verrez que ses troubles disparaîtront « comme par magie ! » (Référez-vous au premier chapitre de mon livre page 13).

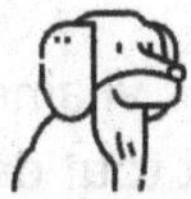

Les vers intestinaux et les vermifuges

Pour ces petits animaux indésirables et nuisibles, il faut savoir que malgré la puissance des plantes pour soigner de nombreuses maladies et renforcer les systèmes du corps, aucune n'a la capacité de pouvoir les tuer.

Il vous faut donc acheter un vermifuge chez votre vétérinaire ou en pharmacie afin de pouvoir protéger et débarrasser votre ami canin des vers intestinaux qu'il pourrait attraper. La fréquence de ces vermifuges et la suivante :

- Pour les chiens adultes : au printemps et en automne

- Pour les chiots jusqu'à leurs six mois : tous les mois

Les problèmes respiratoires

Chez les chiens, les troubles de la respiration sont souvent causés par des virus, des bactéries ou des parasites. Des tumeurs, des allergies, des polluants ou des troubles cardiaques, sont aussi les causes de problèmes respiratoires qu'il faut traiter rapidement.

Chez les chiens il existe cependant trois types de toux bien connus des vétérinaires, voyons le premier :

La toux du chenil

C'est une affection très contagieuse qui se transmet principalement dans les chenils et les refuges où beaucoup de chiens d'horizons divers se côtoient. Elle est transmise par un virus ou une bactérie la plupart du temps.

Les symptômes qui affectent les chiens malades sont des quintes de toux très sèches qui peuvent être très fortes et fréquentes, au point de gêner vraiment la respiration lorsque la maladie n'est pas soignée. Les chiens atteints ont également des vomissements, « le nez qui coule », des sécrétions dans les yeux et éternuent souvent.

La période d'incubation est de 14 jours, si bien qu'hélas un chien ayant contracté la maladie peut dès lors la transmettre même sans présenter les premiers symptômes.

Un chien en bonne santé viendra à bout lui-même de cette vilaine toux au bout de trois semaines, mais la phytothérapie peut tout de même être utile pour adoucir la gorge irritée et calmer les quintes de toux plus rapidement.

Voici ce que vous pouvez donner à votre chien s'il est affecté par cette toux du chenil :

	Petits chiens de moins de 10 kilos	Chiens moyens de 10 à 30 kilos	Grands chiens de plus de 30

			kilos
Cassis	10 grammes	20 grammes	40 grammes
Thym	10 grammes	20 grammes	40 grammes
Mélisse	10 grammes	20 grammes	40 grammes
Reine-des-prés	5 grammes	10 grammes	20 grammes
Levure de boulangerie	10 grammes	20 grammes	40 grammes
TOTAL	45 grammes	90 grammes	180 grammes

Donnez-lui votre remède tous les matins dans son repas, prévoyez quelque chose d'appétant pour masquer l'odeur forte des plantes. Faites cela pendant dix jours. Si votre chien tousse beaucoup et qu'il est très atteint, donnez-lui le remède matin et soir pendant dix jours.

- Petits chiens de moins de 10 kilos : 5 grammes par jour, soit une cuillère à café.

- Chiens moyens de 10 à 30 kilos : 10 grammes par jour, soit deux cuillères à café.

- Grands chiens de plus de 30 kilos : 15 grammes par jour, soit une cuillère à soupe.

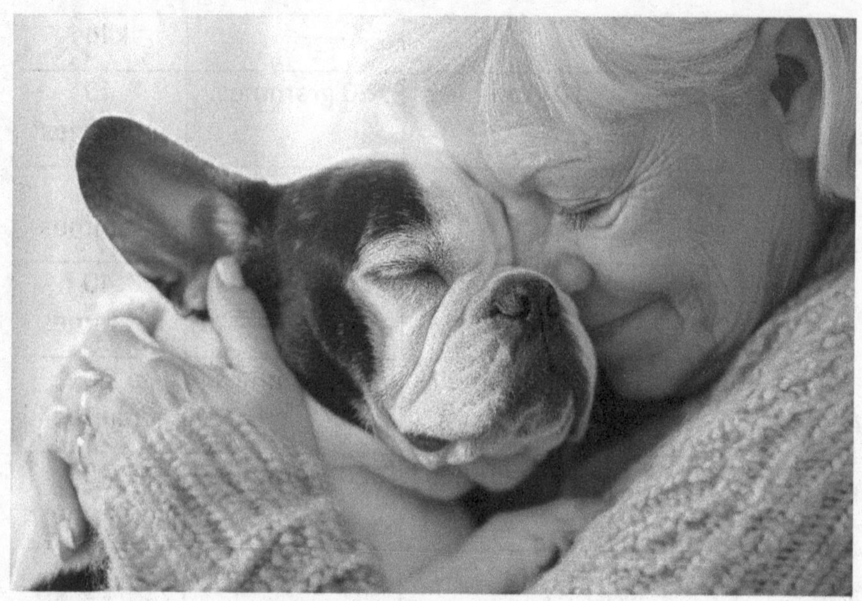

La toux du vieux chien

Certains chiens passés dix ans se mettent hélas à avoir de l'eau dans les poumons, leur déclenchant des gênes respiratoires. On les entend souvent tousser et se racler la gorge comme si quelque chose les gênait, ce qui n'est pas le cas. On les voit également se lécher le bout de la truffe très souvent, car leur nez coule à cause de l'eau des poumons qui remonte par ce canal.

Il ne faut pas laisser son vieux chien dans cet état sans l'emmener chez un vétérinaire, car autrement ses poumons se rempliraient de beaucoup trop d'eau et le pauvre animal entrerait en détresse respiratoire.

En plus donc du traitement vétérinaire classique, drainez les reins et le foie de votre vieux chien, car ils sont tous deux des organes très importants et cela aidera ses poumons à se vider plus rapidement. Reportez-vous au tableau de la page 32 pour savoir comment faire.

Vous pouvez également donner un mélange de plantes à votre vieux chien s'il se trouve concerné par ce problème. Vous l'aiderez ainsi à renforcer les tissus de ses poumons et à soigner ses œdèmes pulmonaires.

	Petits chiens de moins de 10 kilos	Chiens moyens de 10 à 30 kilos	Grands chiens de plus de 30 kilos
Prêle des champs	10 grammes	15 grammes	30 grammes
Pissenlit	10 grammes	15 grammes	30 grammes
Orthosiphon	10 grammes	15 grammes	30 grammes
Levure de boulangerie	10 grammes	15 grammes	30 grammes
TOTAL	40 grammes	60 grammes	120 grammes

Donnez-lui votre remède tous les matins dans son repas, prévoyez quelque chose d'appétant pour masquer l'odeur forte des plantes. Faites cela pendant dix jours.

• Petits chiens de moins de 10 kilos : 5 grammes par jour, soit une cuillère à café.

• Chiens moyens de 10 à 30 kilos : 10 grammes par jour, soit deux cuillères à café.

• Grands chiens de plus de 30 kilos : 15 grammes par jour, soit une cuillère à soupe.

Les problèmes cardiovasculaires

Le système cardiovasculaire comprend le cœur et les vaisseaux sanguins. C'est lui qui fait circuler le sang à travers tout le corps de votre chat. C'est un système très important, car il apporte de l'oxygène et des nutriments aux différents tissus, leur permettant ainsi de rester en bonne santé.
Ces maladies peuvent être causées par un stress chronique, mais

aussi par une malformation cardiaque ou une hérédité. Des activités physiques trop intenses ou un surpoids important peuvent également créer des problèmes de cœur.

Les plantes ne suffiront pas à elles seules à rétablir la santé du cœur de votre chien, mais elles pourront être bénéfiques pour optimiser les effets des médicaments vétérinaires classiques. Elles pourront également prévenir tout risque de maladies cardiovasculaires sur le long terme, en renforçant les vaisseaux sanguins autour du cœur de votre ami.

Découvrons maintenant quelles plantes sont efficaces pour protéger le cœur de votre compagnon à quatre pattes :

	Petits chiens de moins de 10 kilos	Chiens moyens de 10 à 30 kilos	Grands chiens de plus de 30 kilos
Cassis	10 grammes	20 grammes	40 grammes
Myrtille	15 grammes	30 grammes	60 grammes
Hamamélis	15 grammes	30 grammes	60 grammes
Prêle des champs	10 grammes	20 grammes	40 grammes
Levure de boulangerie	10 grammes	20 grammes	40 grammes
TOTAL	60 grammes	120 grammes	240 grammes

Donnez-lui votre remède tous les matins dans son repas, prévoyez quelque chose d'appétant pour masquer l'odeur forte des plantes. Faites cela pendant une semaine.

• Petits chiens de moins de 10 kilos : 5 grammes par jour, soit une cuillère à café.

● Chiens moyens de 10 à 30 kilos : 10 grammes par jour, soit deux cuillères à café.

● Grands chiens de plus de 30 kilos : 15 grammes par jour, soit une cuillère à soupe.

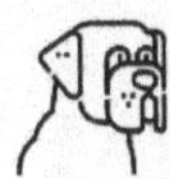 **Les AVC (accidents vasculaires cérébraux)**

Un AVC est un accident très grave se produisant dans le cerveau. Il se produit lorsque le flux sanguin s'interrompt brutalement, privant toutes les cellules cérébrales d'oxygène. Il peut également se produire si un vaisseau sanguin se rompt et provoque une hémorragie dans le cerveau.

Cela peut alors causer la mort des cellules cérébrales et les dégâts peuvent être irréversibles si le chien n'est pas amené au plus vite chez un vétérinaire pour rétablir la circulation du sang ou pour stopper l'hémorragie.

Les signes qu'un AVC est en train de se produire sont les mêmes que chez les humains. À savoir :

● Une inclinaison de la tête anormale.

● Une perte d'équilibre sans possibilité pour le chien de se remettre droit.

● Une perte soudaine de coordination, le chien n'arrive plus à marcher et trébuche plusieurs fois.

● Une incapacité à se mettre debout. Le chien peut devenir faible d'un côté de son corps ou être paralysé.

● Le chien peut devenir paralysé d'un côté de son visage.

● Une crise d'épilepsie peut se produire avant, pendant ou après l'AVC.

En plus des traitements vétérinaires classiques pour soigner un AVC, il est primordial de soigner votre chien s'il est concerné avec un remède aux plantes qui réparera et consolidera les vaisseaux sanguins autour de son cerveau afin de prévenir le déclenchement d'autres AVC.

Les médicaments allopathiques se contentant uniquement de diminuer l'inflammation autour du celui-ci et de l'oxygéner.

Soigner votre chien avec un mélange de plantes lui sera **extrêmement bénéfique** pour récupérer un maximum de ses capacités.

Voici donc le remède que vous pouvez lui préparer :

	Petits chiens de moins de 10 kilos	Chiens moyens de 10 à 30 kilos	Grands chiens de plus de 30 kilos
Cassis	10 grammes	20 grammes	40 grammes
Myrtille	10 grammes	20 grammes	40 grammes
Hamamélis	10 grammes	20 grammes	40 grammes
Prêle des champs	10 grammes	20 grammes	40 grammes
Pervenche	10 grammes	20 grammes	40 grammes
Artichaut	5 grammes	10 grammes	20 grammes
Levure de boulangerie	10 grammes	20 grammes	40 grammes
TOTAL	65 grammes	130 grammes	260 grammes

Donnez-lui votre remède deux fois par jour dans ses repas pendant une semaine, puis une fois par jour pendant deux semaines, voir quatre semaines si l'AVC de votre chien a été très grave ou qu'il est âgé.

● Petits chiens de moins de 10 kilos : 5 grammes par jour, soit une cuillère à café.

● Chiens moyens de 10 à 30 kilos : 10 grammes par jour, soit deux cuillères à café.

● Grands chiens de plus de 30 kilos : 15 grammes par jour, soit une cuillère à soupe.

Dans le même temps, faites un drainage des reins et du foie pendant la première semaine du traitement aux plantes. Reportez-vous au tableau de la page 31 pour savoir comment faire.

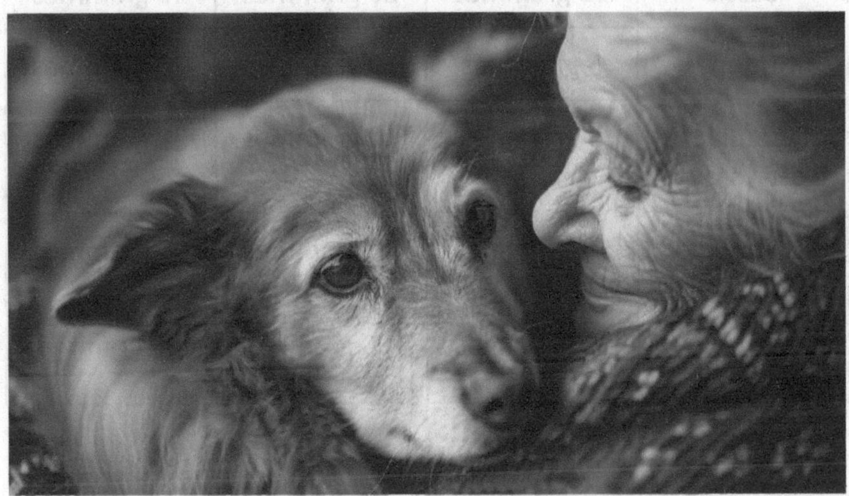

L'insuffisance cardiaque

Il s'agit d'une affection dans laquelle le cœur du chien ne peut plus pomper suffisamment de sang pour répondre aux besoins de ses organes.
Les conséquences sont une accumulation d'eau dans les poumons, l'abdomen ou les pattes, qu'on appelle œdème. Les causes les plus fréquentes à un cœur affaibli sont les croquettes industrielles (encore !), mais aussi des vaisseaux sanguins abîmés, des problèmes de poumons, un sang trop épais, des troubles dans le système nerveux ou encore un état de stress trop fréquent.
Voici un remède que vous pouvez préparer pour votre chien si son cœur est faible, abîmé ou âgé :

	Petits chiens de moins de 10 kilos	Chiens moyens de 10 à 30 kilos	Grands chiens de plus de 30 kilos
Aubépine	10 grammes	20 grammes	40 grammes
Olivier	10 grammes	20 grammes	40 grammes
Cassis	10 grammes	20 grammes	40 grammes
Griffonia	5 grammes	10 grammes	20 grammes
Coquille d'œuf broyée	5 grammes	10 grammes	20 grammes
Levure de boulangerie	10 grammes	20 grammes	40 grammes
TOTAL	50 grammes	100 grammes	200 grammes

Donnez-lui votre remède tous les matins dans son repas pendant une semaine, puis trois fois par semaine pendant deux semaines, selon la gravité de l'insuffisance cardiaque de votre chien.

• Petits chiens de moins de 10 kilos : 5 grammes par jour, soit une cuillère à café.

• Chiens moyens de 10 à 30 kilos : 10 grammes par jour, soit deux cuillères à café.

• Grands chiens de plus de 30 kilos : 15 grammes par jour, soit une cuillère à soupe.

La nervosité et le stress, l'apathie et la dépression

Ces symptômes sont toujours néfastes pour le maintien en bonne santé de votre chien lorsque celui-ci est agité, nerveux, stressé, amorphe ou dépressif.

Son organisme ne peut en effet jamais se reposer et ses émotions sont exacerbées et ses sens souvent en alerte ou au contraire complètement endormis. Il en résulte un mal-être profond pour votre chien qui n'est jamais détendu et en paix.

La nervosité est aussi causée par la nourriture industrielle qui stresse continuellement son organisme par toutes les carences qu'il provoque.

Aussi, y remédier au plus vite l'aidera tant sur le plan psychologique que physique. Voyons dès lors les meilleures plantes pour l'apaiser et le rendre plus joyeux :

	Petits chiens de moins de 10 kilos	Chiens moyens de 10 à 30 kilos	Grands chiens de plus de 30 kilos
Mélisse	10 grammes	20 grammes	40 grammes
Griffonia	10 grammes	20 grammes	40 grammes
Levure de boulangerie	15 grammes	30 grammes	60 grammes
TOTAL	35 grammes	70 grammes	140 grammes

Donnez-lui votre remède tous les soirs dans son repas, prévoyez quelque chose d'appétant pour masquer l'odeur forte des plantes. Faites cela pendant une semaine.

• Petits chiens de moins de 10 kilos : 5 grammes par jour, soit une cuillère à café.

• Chiens moyens de 10 à 30 kilos : 10 grammes par jour, soit deux cuillères à café.

• Grands chiens de plus de 30 kilos : 15 grammes par jour, soit une cuillère à soupe.

En pharmacie, vous pourrez aussi trouver des calmants en comprimés à base de tryptophane, appelés « Neurobiane »®.

Chez votre vétérinaire, vous trouverez également d'autres calmants contenant de la théanine que l'on extrait du thé. Ces derniers s'appellent « Anxitane »®.

L'avantage de ces remèdes est qu'ils ne créent aucune accoutumance, comparés aux antidépresseurs.

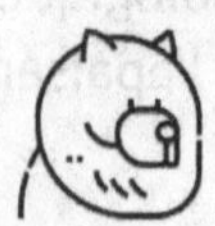

L'hypersensibilité et l'hyperactivité

Ces deux syndromes dont les diminutifs sont HSHA sont extrêmement éprouvants à vivre pour les chiens concernés et leurs familles. Les chiens atteints de ces troubles n'ont aucune capacité à se calmer et à se détendre. Ils sont en perpétuels mouvements et ne se couchent quasiment jamais pour se reposer.

C'est comme s'ils disposaient d'un bouton « Marche » et qu'ils ne pouvaient jamais l'éteindre pour s'arrêter.

Chez les chiots et les jeunes chiens, cela engendre de nombreuses bêtises, mordillements qui font mal et brutalité dans les jeux.

Chez les chiens plus âgés, de l'agressivité s'exprime aussi parfois lorsque leurs maîtres et les autres chiens de la famille, à bout, ne les supportent plus et les grondent parfois. Les chiens hyperactifs réclament sans cesse de l'attention, ils détruisent souvent l'intérieur des maisons s'ils restent sans surveillance, ils sautent également sur les gens constamment et aboient facilement.

C'est tout simplement épuisant pour eux et leurs familles qui se désespèrent de pouvoir trouver des solutions.

Pour tenter d'évacuer leur trop-plein d'énergie et de stress, les chiens adoptent souvent des comportements répétitifs.

On les voit se lécher constamment le bout des pattes, se gratter à longueur de journée, poursuivre leur queue, japper à chaque instant. Non seulement cela ne les aide malheureusement pas à évacuer quoi que ce soit, mais cela entretient également leur mal-être… Il est donc urgent d'intervenir pour les aider !

La première chose à faire si votre chien souffre de ces syndromes est de supprimer ses croquettes industrielles et de lui donner à la place et à vie, des repas à base de viandes, de poissons et de légumes. (Référez-vous au premier chapitre de mon livre page 13).

La nourriture naturelle est à elle toute seule un véritable traitement dans la réduction des troubles de comportement de votre ami.

Grâce à elle, vous verrez que quelques semaines après avoir modifié ses repas, une grande partie de son hyperactivité se sera estompée.

Si votre chien reste encore trop actif et qu'il n'a toujours pas moyen de se reposer convenablement, réfléchissez à ce que vous pourriez faire pour canaliser son reste d'énergie.

Achetez par exemple des jouets d'intelligence pour occuper son attention pendant de longs moments, prenez-lui éventuellement un compagnon de jeu, faites une activité sportive avec lui.

Vous pouvez aussi préparer ce remède pour votre chien :

	Petits chiens de moins de 10 kilos	Chiens moyens de 10 à 30 kilos	Grands chiens de plus de 30 kilos
Mélisse	10 grammes	20 grammes	40 grammes
Passiflore	10 grammes	20 grammes	40 grammes
Aubépine	5 grammes	10 grammes	20 grammes
Griffonnia	10 grammes	20 grammes	40 grammes
Levure de boulanger	10 grammes	20 grammes	40 grammes
TOTAL	45 grammes	90 grammes	180 grammes

Donnez-lui votre remède tous les soirs dans son repas, prévoyez quelque chose d'appétant pour masquer l'odeur forte des plantes. Faites cela pendant une semaine.

- Petits chiens de moins de 10 kilos : 5 grammes par jour, soit une cuillère à café.

- Chiens moyens de 10 à 30 kilos : 10 grammes par jour, soit deux cuillères à café.

- Grands chiens de plus de 30 kilos : 15 grammes par jour, soit une cuillère à soupe.

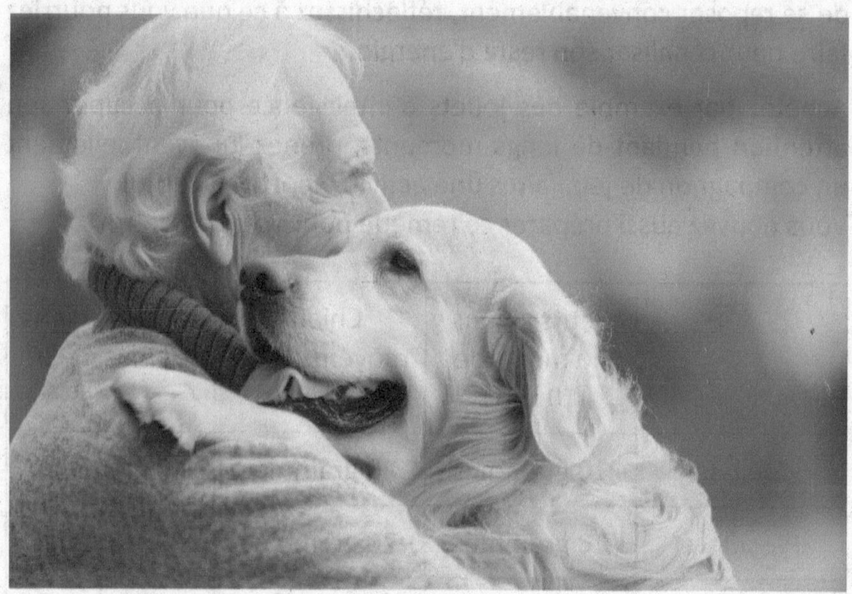

Les problèmes urinaires

Un chien de 30 kilos produit 400 millilitres d'urine chaque jour, et pour ce faire son système urinaire doit être en parfaite santé. Dans ce système, on trouve notamment les reins et la vessie qui jouent un rôle majeur. Parmi les maladies urinaires les plus courantes, on trouve les cystites, les calculs urinaires, les néphrites (inflammation des reins), l'insuffisance rénale et l'incontinence.
Ces problèmes de santé sont souvent liés à l'alimentation industrielle que sont les croquettes, car elles n'offrent pas les bons

nutriments ni les bonnes graisses animales.

Leur pH n'est par ailleurs pas assez acide et elles contiennent de nombreuses substances nocives qui font doublement travailler les reins pour les éliminer.

Les calculs urinaires

Il s'agit de cristaux, que l'on appelle aussi des « cailloux », qui se forment dans le système urinaire des chiens. Ils peuvent apparaître dans la vessie, les reins, mais aussi les uretères qui sont des tubes reliant les reins à la vessie.

On en trouve de plusieurs tailles, allant de très petits à de vraies petites pierres douloureuses à supporter pour nos amis à quatre pattes.

Les symptômes sont facilement reconnaissables. Si votre chien est concerné, vous constaterez qu'il se met en position pour uriner, mais que seulement quelques gouttes sont évacuées à chaque fois, voire rien du tout. Votre chien peut aussi demander à aller uriner beaucoup plus souvent que d'habitude, car il ressentira l'envie de se soulager, mais sans y parvenir chaque fois qu'il essaie.

Votre ami du fait de la douleur peut aussi lécher sa zone génitale plusieurs fois dans la journée. Enfin, si vous voyez du sang dans ses urines, emmenez-le rapidement chez un vétérinaire pour le soigner.

Voyons maintenant quel remède à base de plantes vous pouvez préparer pour optimiser les médicaments prescrits :

	Petits chiens de moins de 10 kilos	Chiens moyens de 10 à 30 kilos	Grands chiens de plus de 30 kilos
Canneberge	10 grammes	20 grammes	40 grammes
Piloselle	10 grammes	20 grammes	40 grammes
Vitamine C	10 grammes	20 grammes	40 grammes
Cassis (à			

ajouter seulement s'il y a du sang dans les urines)	10 grammes	20 grammes	40 grammes
Levure de boulanger	10 grammes	20 grammes	40 grammes
TOTAL	50 grammes	100 grammes	200 grammes

Donnez-lui votre remède tous les matins dans son repas, prévoyez quelque chose d'appétant pour masquer l'odeur forte des plantes. Faites cela pendant une semaine.

• Petits chiens de moins de 10 kilos : 5 grammes par jour, soit une cuillère à café.

• Chiens moyens de 10 à 30 kilos : 10 grammes par jour, soit deux cuillères à café.

• Grands chiens de plus de 30 kilos : 15 grammes par jour, soit une cuillère à soupe.

Pour ce type de problème de santé, refaites une cure tous les mois à raison d'une semaine à chaque fois pendant six mois. La durée est en fonction du nombre et de la taille des calculs urinaires de votre chien.

⚠ Avant de préparer ce remède pour votre chien, vérifiez bien auprès de votre vétérinaire quel est le taux de pH de son urine. Pour lui donner ces plantes, il faut que son pH soit au-dessus de sept. C'est-à-dire qu'il soit trop alcalin.

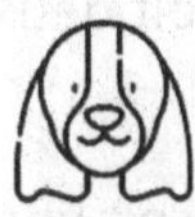

Les cystites

Il s'agit d'inflammations de la vessie qui touchent plus souvent les femelles que les mâles, car leur urètre est plus court. Ces troubles sont douloureux et doivent être soignés rapidement.

Les symptômes sont les mêmes que pour les calculs urinaires, à savoir des urines plus fréquentes que d'habitude et en très petites quantités à chaque fois, voire rien du tout.

Les urines sont parfois très foncées ou même rouge sang, et sentir assez fort.

Pour les soigner, voici un remède que vous pouvez préparer pour votre chienne si elle est concernée :

	Petits chiens de moins de 10 kilos	Chiens moyens de 10 à 30 kilos	Grands chiens de plus de 30 kilos
Canneberge	10 grammes	20 grammes	40 grammes
Cassis	10 grammes	20 grammes	40 grammes
Mélisse	10 grammes	20 grammes	40 grammes
Griffonia	10 grammes	20 grammes	40 grammes
Levure de boulanger	10 grammes	20 grammes	40 grammes
TOTAL	50 grammes	100 grammes	200 grammes

Donnez-lui votre remède tous les matins dans son repas, prévoyez quelque chose d'appétant pour masquer l'odeur forte des plantes. Faites cela pendant une semaine.

• Petits chiens de moins de 10 kilos : 5 grammes par jour, soit une cuillère à café.

• Chiens moyens de 10 à 30 kilos : 10 grammes par jour, soit deux cuillères à café.

• Grands chiens de plus de 30 kilos : 15 grammes par jour, soit une cuillère à soupe.

*** Source : Dr Ariane Garber, le grand livre des médecines naturelles pour mon chien et mon chat, Éditions Eyrolles, juillet 2002.

L'ensemble des informations mentionnées dans ce chapitre concernant l'homéopathie n'est donné qu'à titre informatif et ne remplace en aucun cas une consultation vétérinaire.

Où acheter les plantes
pour soigner votre chien ?

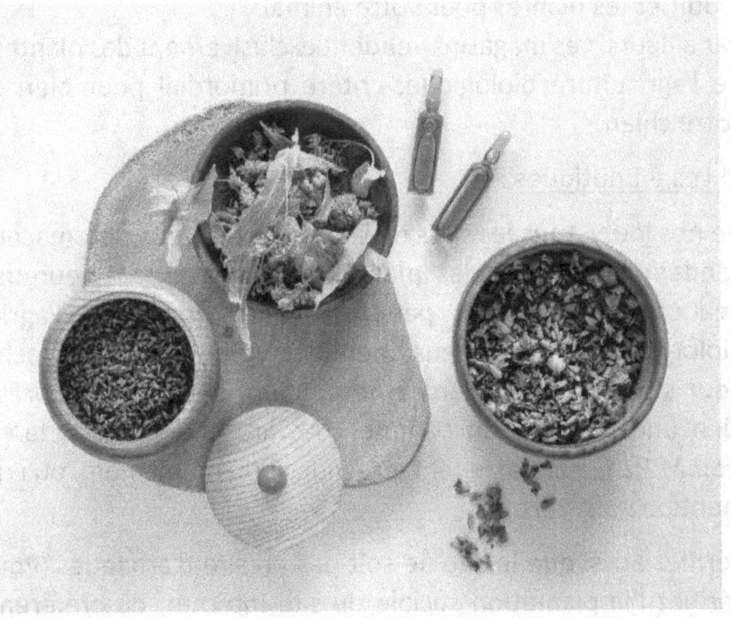

Si certaines plantes sont très faciles à faire pousser dans un jardin, d'autres sont en revanche inadaptées à notre climat et doivent donc être achetées dans des magasins spécialisés. Découvrons lesquels ensemble.

1) <u>Les pharmacies</u> :

Vous trouverez dans ces commerces certaines plantes prêtes à l'emploi. Toutefois, toutes n'y sont pas vendues, surtout si la pharmacie n'est pas spécialisée en produits naturels. Privilégiez alors les pharmacies vendant des produits de phytothérapie.
Les pharmaciennes et les pharmaciens sauront bien mieux vous renseigner sur leurs utilisations que dans les pharmacies générales.

2) <u>Les magasins nature et bio</u> :

Ces commerces sont les endroits parfaits pour trouver de nombreuses plantes médicinales. Les vendeurs seront à votre écoute et vous prodigueront d'excellents conseils sur les manières d'utiliser les plantes pour votre animal.
Par ailleurs, ces magasins vendent exclusivement des plantes issues de l'agriculture biologique, critère primordial pour bien soigner votre chien.

3) <u>Les e-boutiques</u> :

De nos jours, tous les sites de ventes de produits pharmaceutiques vendent également des plantes médicinales. Malheureusement beaucoup ne vendent pas des plantes issues de l'agriculture biologique. Il faut soigneusement décrypter leurs fiches techniques pour s'en assurer. Regardez notamment si les plantes présentent bien une labellisation comme *« Nature et Progrès »*, la marque *« S.I.M.P.L.E »* appartenant au syndicat du même nom, ou encore la mention *« Ecocertifié »*.

Vérifiez aussi que le site ne soit pas un site d'arnaques. Pour cela, vérifiez l'implantation sociale du site Internet, de préférence elle doit se trouver dans votre pays et pas à l'autre bout du monde. Parcourez également les mentions légales et les conditions générales de vente.
Vérifiez que le système de paiement sécurisé est bien fiable (vous devez voir apparaître un cadenas dans la barre de recherche au moment d'entrer vos coordonnées bancaires et votre adresse).

4) <u>Les herboristeries</u> :

Ce sont des commerces comme les magasins nature et bio qui vendent exclusivement des plantes et des produits d'origine végétale. C'est là-bas que vous trouverez tout ce dont vous aurez besoin pour soigner votre chien.
Les vendeurs sauront parfaitement répondre à toutes vos questions et vous orienter au mieux dans l'achat de vos plantes.

La posologie en phytothérapie

Les remèdes par les plantes se donnent sous forme de cures durant sept à dix jours, une fois par jour le matin, sauf pour les problèmes psychologiques où ce sera le soir uniquement si les plantes doivent aider votre chien à se détendre ou à s'endormir.

Chaque cure est renouvelable selon les besoins de votre chien, mais il ne faut pas le traiter sur de longues périodes sans faire de pauses. Cela créerait une surcharge de ses organes d'élimination.

Pour vous aider à déterminer les durées de vos cures, comprenez cela :

• En cas de maladie chronique et installée depuis quelques mois ou années, le temps de réparation et de guérison est toujours plus allongé et peut donc s'étendre sur plusieurs semaines.

• La peau de votre chien se répare en une semaine environ, tandis que ses os mettent plus de temps : deux mois.

• Si votre animal est gravement blessé ou malade, une cure de plusieurs semaines s'imposera. Avec des pauses de quelques jours entre chaque cure.

• Si votre chien est âgé, vos traitements devront s'étaler sur la durée, car il mettra plus de temps qu'un jeune chien à réparer ses tissus et à profiter des bienfaits des plantes.

<u>Retenez bien ceci</u> :

• Pour une maladie bénigne, la cure est à faire sept à dix jours par mois.

• Pour une maladie chronique ou pour un problème grave, vous pouvez soit :

- Faire une cure plus longue entre dix à quinze jours (à renouveler au besoin).

- Faire une cure une semaine sur deux pendant deux mois.

Les plantes sont en effet très puissantes dans leurs pouvoirs de guérison, et leurs effets se font sentir après quelques jours voire quelques semaines. Inutile donc de donner des plantes à votre compagnon tous les jours de l'année !

Pour vous illustrer les problèmes encourus par votre chien si vous ne respectez pas les cures courtes avec des pauses, voici trois exemples édifiants :

1) L'ortie est une plante efficace pour stimuler les défenses immunitaires, mais elle provoque aussi des allergies si elle est prise trop longtemps.

2) Les plantes diurétiques sont utiles pour évacuer les liquides de l'organisme en cas de déséquilibre, mais prises trop longtemps et sans pauses, elles vont alors assécher et déshydrater le corps de votre chien.

3) Beaucoup de plantes sont riches en minéraux aidant l'organisme à rester en forme, mais prises pendant des mois sans coupures, elles provoquent à terme l'empoisonnement de votre compagnon.

Comment préparer vos remèdes de phytothérapie ?

Préparer un remède de plantes demande la plus grande vigilance et une bonne organisation pour ne surtout pas vous tromper dans les dosages et les plantes que vous utilisez.

Pour aider votre chien à ne pas tomber malade ou pour le soigner d'une maladie ou accélérer sa guérison après une opération ou un accident, vous aurez besoin de matériel pour préparer vos dosages et stocker vos remèdes.

Découvrons-les ensemble :

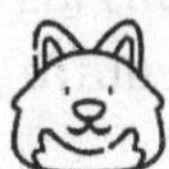 **Pour les plantes en poudres :**

• Une balance de cuisine électronique pour doser au gramme près vos remèdes

• Une petite et une grande cuillère

• Un gobelet ou un petit verre pour les pesées

• Un bol pour mélanger vos différentes poudres

• Plusieurs petits pots en verre comme des verrines ou des pots à confiture avec des couvercles (afin de conserver vos remèdes hermétiquement)

• Plusieurs étiquettes que vous collerez sur les petits pots en verre afin de noter les usages de chaque remède fabriqué.

Une fois le matériel disposé devant vous, préparez-vous pour les différentes étapes de l'élaboration de vos remèdes. Suivez bien les instructions de ce livre pour avoir la fierté de les voir réussis.

Commençons :

1) Identifiez en premier lieu la maladie de votre chien, sa cause et la façon dont elle se développe.

2) Faites une liste des plantes dont vous aurez besoin pour chaque remède.

3) Énumérez les symptômes qu'il faut freiner, bloquer, améliorer ou faire disparaître.

3) Préparez votre plan de travail qui soit le plus propre et rangé possible.

ASTUCE

Prenez votre formule de soin et rayez au fur et à mesure les plantes que vous venez d'utiliser, afin d'être certain de ne pas les remettre une seconde fois si un appel téléphonique ou autre chose vous distrayait.

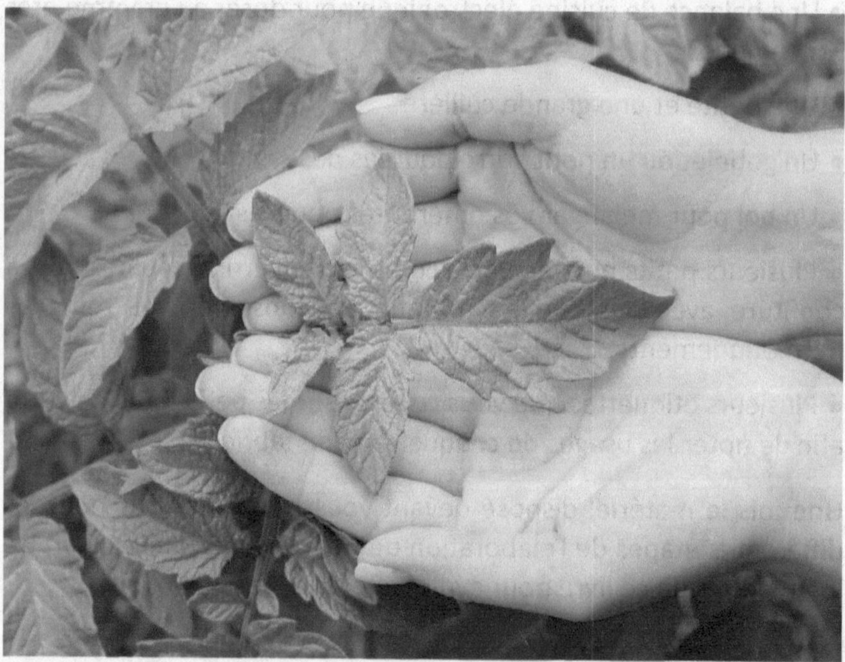

Une fois votre remède terminé, placez-le dans une petite boite avec une notice explicative afin de vous y référer chaque fois que vous

devrez l'utiliser.

<u>Par exemple :</u>

« Remède pour les inflammations : 100 grammes. Donner 10 grammes par jour pendant 7 sept jours. Commencé le 5 avril 2024. À terminer le 11 avril inclus. »

Un ingrédient fortement recommandé dans vos remèdes : la levure !

La grande majorité des vétérinaires phytothérapeutes ajoutent dans leurs préparations de la levure de bière ou de boulanger, car elle contient d'excellentes vitamines du groupe B qui sont très utiles aux organes comme le système musculaire, le système digestif et nerveux, ainsi que la peau, le pelage et bien d'autres encore. Par ailleurs, pour les chiens les plus « fines bouches », la levure de bière ou de boulanger donnera à vos remèdes un goût bien meilleur et donc plus appétant.
Vous la trouverez facilement en pharmacie ou en parapharmacie.

Prenez garde au sirop à base d'EPS (Extrait de Plante Standardisé) prescrit par certains vétérinaires naturopathes.

Si votre vétérinaire vous prescrit ce sirop, ayez conscience qu'il s'agit d'un manque de professionnalisme et de connaissances des remèdes aux plantes.

En effet, ce sirop contient dix fois moins de plantes guérisseuses que les poudres de plantes sèches. Il présente aussi plusieurs gros inconvénients à éviter pour votre chien :
Les voici :

● Certains chiens se mettent à hypersaliver après avoir pris ce sirop. Les vétérinaires conseillent alors de le leur donner en plusieurs petites doses dans la journée ou de le diluer avec un peu d'eau.

● La consistance de ce sirop est très grasse et salissante, et n'est donc pas agréable à manipuler.

● On ne peut ajouter aucun complément à ce remède comme les levures et les vitamines qui sont souvent sous forme de poudres, car elles s'incorporeraient mal au liquide et rendraient le sirop encore plus épais.

● Selon le sirop prescrit par votre vétérinaire, son goût peut être très amer et être refusé catégoriquement par votre chien. Avaleriez-vous un sirop au goût nauséabond qui vous donnerait la nausée ?

Quelle dose de sirop donner à votre compagnon si vous optez tout de même pour cette solution ?

Ce remède se donne par kilos de poids, soit un millilitre par cinq kilos :

● Pour un petit chien de cinq kilos, il faudra donner <u>1 ml par jour.</u>

● Pour un chien de dix kilos, il faudra donner <u>2 ml par jour.</u>

● Pour un chien de quinze kilos, il faudra donner <u>3 ml par jour.</u>

● Pour un chien de vingt kilos, il faudra donner <u>4 ml par jour.</u>

● Pour un chien de vingt-cinq kilos, il faudra donner <u>5 ml par jour.</u>

● Pour un chien de trente kilos, il faudra donner <u>6 ml par jour.</u>

Si votre chien n'accepte pas facilement la pipette ou s'il boude le sirop dans sa nourriture, vous pouvez envisager de donner votre dose en plusieurs fois dans la journée, mais cela sera stressant pour votre animal qui risque au bout de deux jours de vous fuir chaque fois que vous sortirez votre pipette !

Comment conserver vos remèdes avant et après leur fabrication ?

Les poudres n'étant pas périssables à court terme, vous pouvez facilement conserver vos remèdes plusieurs mois, voire plusieurs années, s'ils sont stockés dans des bocaux en verre bien hermétiques et à l'abri de la lumière et de l'humidité.

Ne les mettez jamais dans une pièce où l'humidité est constante, car alors vos remèdes développeraient des moisissures.

Par contre, si vous constatez que vos poudres sont agglomérées en morceaux, pas d'inquiétude. Si leur odeur est toujours bonne et que vous ne voyez aucune trace de pourriture, vous pouvez les utiliser pour soigner votre chien.

Cela signifie simplement qu'elles se sont compactées du fait d'avoir été stockées dans un endroit très sec.

En résumé

La phytothérapie est une médecine complexe qui fait des merveilles quand elle est bien utilisée. Elle agit aussi bien pour prévenir que pour guérir les maladies. Si vous souhaitez vous lancer dans cette discipline, il vous faudra longuement vous renseigner sur la pathologie dont souffre votre chien, ainsi que sur les plantes les plus à même de le soigner, en tenant compte de leurs avantages, mais aussi de leur toxicité dans certaines conditions.

Mon conseil avant de soigner votre chien vous-même est de vous renseigner d'abord auprès d'un vétérinaire spécialisé en phytothérapie afin de connaître exactement les plantes à utiliser, ainsi que leurs dosages.

Une fois fait, vous pourrez avoir le plaisir d'aller acheter vos plantes vous-même et de les préparer selon les consignes de cet ouvrage, en étant certain de ne commettre aucune erreur qui serait préjudiciable pour votre compagnon.

DÉCOUVREZ
LES FLEURS DE BACH

Les fleurs de Bach pour soigner votre chien

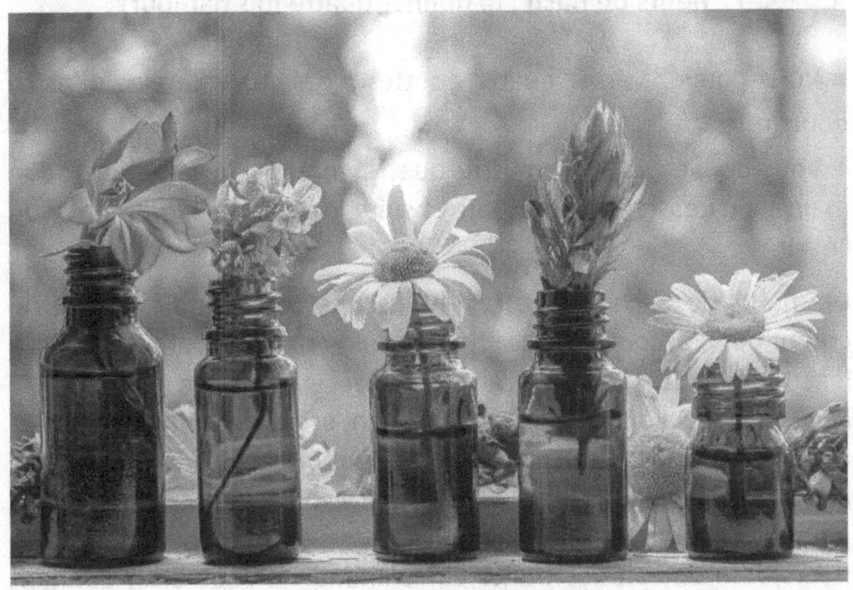

C'est le médecin britannique Edward Bach qui donna son nom à ces fleurs en 1930. Très intéressé par la médecine homéopathique, il développa ces fleurs sous forme d'élixirs floraux. Ceux-ci furent séparés en 38 essences florales et aidèrent à soigner les troubles psychologiques et émotionnels comme le stress et l'anxiété. Chaque essence florale correspondait à un symptôme ou une maladie mentale. De nos jours encore, cette branche de l'homéopathie fonctionne à merveille, car elle permet aux gens et aux animaux de pouvoir stimuler leur force vitale.

Grâce aux essences des fleurs, l'organisme est capable de soigner ses états émotionnels défaillants et chaque élixir est choisi en fonction du tempérament et de la personnalité de la personne et de l'animal malade. Au quotidien, les gens choisissent eux-mêmes leurs mélanges de fleurs, mais il est recommandé de demander plutôt l'avis d'un praticien afin qu'il vous oriente précisément vers le meilleur élixir en fonction du trouble le plus important chez votre chien.

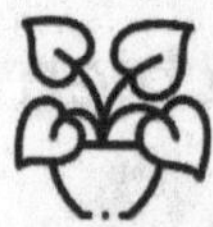 **Voici comment soigner votre compagnon avec les fleurs de Bach :** (à donner quatre fois par jour)

• Vous pouvez verser quatre gouttes d'essences florales dans sa nourriture.

• Vous pouvez vous en mettre quatre gouttes sur la paume de la main et caresser son museau ensuite pour bien l'imprégner de l'élixir.

Les fleurs de Bach ne présentent aucune contre-indication et ne créent pas d'accoutumance chez les animaux. Alors, n'hésitez pas à les utiliser tout au long de l'année !

Les fleurs de Bach s'utilisent aussi en prévention : vous pouvez aider votre chien à surmonter une situation stressante à venir, en lui donnant quelques jours avant, quatre gouttes d'élixir quatre fois par jour. N'hésitez pas aussi à utiliser par exemple cinq essences de fleurs différentes pour traiter votre animal, chaque élixir donnant un effet particulier lui étant propre.

Qu'en est-il des autres animaux ? L'intérêt des fleurs de Bach est qu'elles s'utilisent aussi bien sur les chiens que sur les chats, les lapins, les rongeurs, les oiseaux et les chevaux. Les élixirs destinés à nos amis ne contiennent pas d'alcool comme pour les humains, aussi, vous pouvez les administrer sans problème à vos chers animaux.

Veillez toutefois à les acheter de préférence chez un vétérinaire spécialisé en soins naturels pour être certain qu'elles ne contiennent pas d'alcool.

Comment conserver vos flacons de fleurs de Bach ?

Choisissez un endroit propre et sec, surtout pas humide, et mettez vos flacons à l'abri de la lumière. Le soleil ne doit pas taper dessus, car il détériorerait les propriétés des fleurs.

Après leur ouverture, mettez-les au réfrigérateur et conservez-les deux mois maximum. Passé ce délai, les élixirs perdent peu à peu leurs bienfaits.

<u>Voici quelques exemples de fleurs de Bach que vous pouvez utiliser selon les troubles qui touchent votre chien :</u>

Si votre chien est nerveux ou angoissé

Les chiens nerveux présentent des signes très visibles qu'il faut soulager au plus vite. Si votre chien présente ces symptômes inquiétants, il faut rapidement trouver la cause et le soulager : halètements, hypersalivation, tremblements, tête rentrée dans les épaules, oreilles tirées vers l'arrière, bâillements, léchage des babines.
Les fleurs de Bach seront alors d'une grande aide pour agir vite :

● **Le prunus** l'aidera à retrouver son calme et le contrôle de lui.

● **Le châtaigner** est un bon élixir pour apporter un soutien à votre ami s'il traverse une épreuve très difficile.

Si votre chien est craintif ou paniqué

Si votre chien n'arrive pas à se relaxer, qu'il est hypervigilant et qu'il sursaute au moindre bruit, et ce de manière habituelle sans cause apparente, alors lui donner des élixirs floraux l'aidera à chasser ses peurs irrationnelles. Découvrons-les ici :

● **Le tremble** apportera confiance et paix à votre compagnon si ses peurs sont enracinées depuis longtemps.

● **La muscade** est efficace pour soulager votre chien si ses peurs sont habituelles.

● **L'hélianthème** donnera le courage à votre ami d'affronter la situation angoissante qui le stresse.

● **Le houx** est une fleur qui agit remarquablement pour expulser les sentiments de peur qui empêchent votre chien d'avancer vers la tranquillité.

Si votre chien est dépressif ou très triste

Les chiens traversant des périodes de dépression sont comme les humains : léthargiques, apathiques, tristes et fatigués. Ils n'ont plus d'appétit et le goût de vivre. La dépression étant une maladie grave, il faut agir vite pour ne pas la laisser s'installer trop profondément. Les fleurs de Bach sont alors un excellent support pour vous aider à sortir votre ami de sa profonde tristesse.

• **Le saule** aidera votre compagnon à quatre pattes à laisser derrière lui ses sentiments amers et à retrouver à la place l'amour et la joie au quotidien.

• **Le noyer** est une fleur exceptionnelle qui soutiendra votre chien pour lui permettre de lâcher prise de ses sentiments de tristesse. À la place viendra l'envie d'avancer et de retrouver l'entrain.

• **La moutarde** est réputée pour être un très bon stabilisateur de l'humeur. Elle apporte aussi le bien-être et la paix intérieure.

• **Le charme** est la fleur du dynamisme par excellence. Elle aidera votre chien à retrouver une énergie et une vitalité nouvelle.

Les élixirs sont à donner sur plusieurs mois, voire une année, afin qu'ils puissent agir et soigner votre chien.

LES BIENFAITS DE L'OSTÉOPATHIE

L'OSTÉOPATHIE POUR SOIGNER VOTRE CHIEN

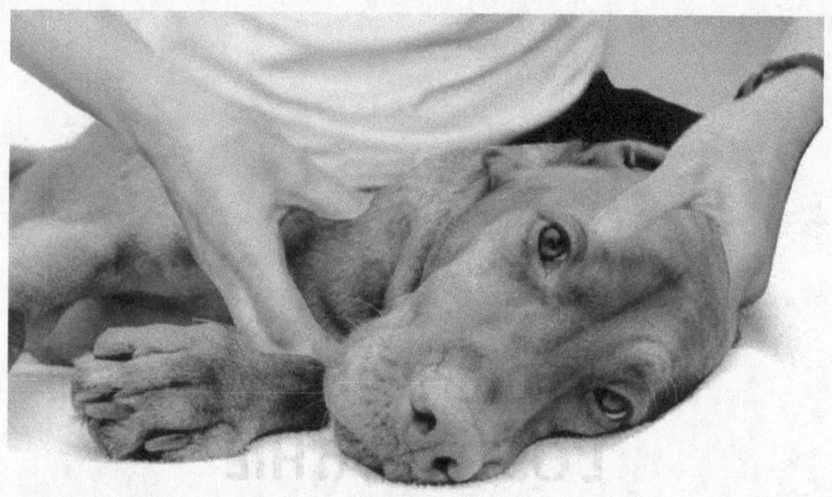

L'ostéopathie est une formidable pratique qui vise à aider le corps de votre chien à retrouver tout son équilibre et son fonctionnement optimal en vue de stimuler ses fonctions d'autoguérison. Les techniques du vétérinaire sont variées lors de la consultation, elles sont exclusivement manuelles en revanche.

Cette médecine vise à rétablir les fonctions vitales de votre compagnon en soignant les causes de ses douleurs et de ses troubles fonctionnels. Pour exercer cette discipline, le vétérinaire a une connaissance parfaite de l'anatomie et de la physiologie de tous ses petits patients. Certains peuvent être des rongeurs, des oiseaux, mais aussi des chevaux ou des animaux de ferme.

L'ostéopathie en prévention : Il est toujours utile d'emmener votre animal chez un vétérinaire ostéopathe une fois par an. Cette visite permettra ainsi à votre ami de toujours maintenir ses capacités de se soigner seul et de lutter contre les maladies qu'il pourrait rencontrer. Le vétérinaire pourra également identifier certains points faibles de votre compagnon qui pourraient par la suite lui causer une blessure grave ou des douleurs quotidiennes.

Si votre chienne ou votre chatte attend des petits, l'ostéopathie pourra l'aider à préparer son corps à la mise bas. Si les petits sont nés, alors cette discipline pourra l'aider à réharmoniser tous les muscles durement éprouvés pendant la naissance.

Si votre animal vient d'être opéré, l'ostéopathie sera utile pour l'aider à récupérer plus vite et plus facilement. Enfin, si votre ami participe à des compétitions sportives, cette discipline pourra l'aider à optimiser ses capacités physiques et à mieux récupérer après ses efforts intenses.

Que peut soigner l'ostéopathie ?

Si votre chien a subi un très grand stress dernièrement ou un traumatisme physique, il se peut que ses tissus et ses articulations en aient gardé des séquelles même si votre animal ne les ressent pas. Le vétérinaire ostéopathe pourra alors les soigner pour les libérer de leurs tensions. L'ostéopathie est également utile dans ces cas :

Les problèmes articulaires et locomoteurs

Si votre compagnon est âgé ou qu'il souffre de ses membres suite à un traumatisme physique ou une maladie, l'ostéopathie sera utile pour soulager ses douleurs. Cette discipline pourra aussi agir sur les entorses, les sciatiques et les brachialgies.

Les troubles rénaux et urinaires

Les reins ont une fonction importante pour votre animal puisqu'ils éliminent les déchets transportés par le sang en les évacuant grâce à son urine. Aussi, les maladies des reins sont-elles souvent à soigner avec des médicaments ou des plantes. Cependant, l'ostéopathie sera utile pour maximiser les effets des traitements.

Si votre compagnon souffre en revanche d'incontinence, de problèmes urinaires ou de cystite (inflammation de sa vessie), le vétérinaire ostéopathe pourra aider à soigner ses troubles grâce à des manipulations précises.

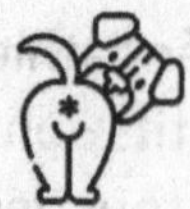

Soins aux chiots nouveau-nés

Lors de leur naissance, les chiots peuvent subir des traumatismes physiques lors du passage à l'air libre. Pour y remédier, le vétérinaire ostéopathe pourra les masser à certains endroits. De même, pour les petits chiens qui ont du mal à téter leur mère, ou qui présentent des anomalies physiques comme un mauvais port de leur tête ou une colonne vertébrale trop rigide, sachez que l'ostéopathie peut aussi les aider.

Les problèmes de peau

Si votre ami se lèche fréquemment au point de s'en faire des blessures, ou si son poil est sec et terne, ou qu'il souffre d'alopécie (perte de poils par poignées faisant des trous dans le pelage), alors des manipulations par le vétérinaire sauront réduire ces troubles en quelques séances. L'ostéopathie est également efficace pour tous les autres problèmes liés à la peau.

Les maladies du système reproducteur

Par des massages et des manipulations, le vétérinaire ostéopathe pourra aider les chiennes dont les chaleurs sont souvent irrégulières ou absentes. Il pourra aussi les préparer à mettre au monde leur portée avant une gestation grâce à des gestes précis sur leur abdomen, leurs hanches et leur colonne vertébrale.

Les troubles digestifs

Dites adieu à tous les petits problèmes de constipation, de diarrhées quotidiennes, de ballonnements, de gaz désagréables et d'autres troubles grâce à l'ostéopathie.

Les problèmes de respiration

Si votre compagnon souffre de toux persistante, d'encombrement des bronches ou d'essoufflements, le vétérinaire ostéopathe saura grâce à ses manipulations, le soulager en quelques séances.

Les soins aux chiens sportifs

L'ostéopathie est très utile pour préparer les muscles et les articulations des chiens devant faire de grands efforts. Elle les aide aussi à récupérer après des séances éprouvantes afin qu'ils retrouvent leur forme très vite.

Le stress et les troubles du comportement

Votre ami est nerveux, tendu, stressé ou traumatisé ? Alors le vétérinaire ostéopathe saura faire des merveilles pour le détendre et lui procurer très vite un état de calme et de quiétude qui lui resteront ensuite sur la durée.

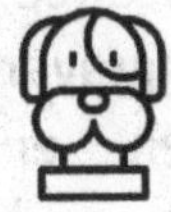

Comment se déroule une première séance d'ostéopathie ?

Dans un premier temps, le vétérinaire vous interrogera sur toute l'histoire médicale et/ou émotionnelle de votre chien. Dans le même temps, il examinera sa posture et ses éventuels déséquilibres. Ensuite, le praticien palpera votre compagnon par des gestes et des manipulations très ciblées. Il trouvera ainsi les points précis où votre animal a besoin d'être traité.
Enfin, le vétérinaire procèdera aux soins grâce à des mouvements sur toutes les zones du corps de votre animal qui souffriraient de déséquilibres à traiter.

Après la séance, évitez d'aller faire courir votre chien dans un parc ou de lui faire une longue promenade, car les séances d'ostéopathie sont parfois fatigantes pour le corps et votre chien aura besoin de se reposer juste après son soin.

Est-ce que mon chien peut avoir mal pendant la séance ?

L'ostéopathie est parfois impressionnante à observer selon les manipulations à faire, mais elle ne procure aucune douleur qui effraierait votre chien. Au contraire, vous le verrez se détendre au fil des minutes quand il sentira ses tensions disparaître.

Certains petits patients se couchent même pour apprécier davantage les soins qu'ils reçoivent.

Y-a-t-il des contre-indications à faire de l'ostéopathie sur votre chien ?

Si cette médecine est efficace pour soigner nombre de pathologies et rééquilibrer les systèmes du corps, il faut toutefois prendre en compte plusieurs cas où il est formellement interdit de la pratiquer. Découvrons lesquels ensemble :

• Les chiens souffrant d'un virus ou d'une bactérie.	En raison des manipulations pratiquées lors d'une séance, l'ostéopathie pourrait aggraver l'état de votre chien en propageant son infection à d'autres endroits de son corps.
• Les chiennes en gestation.	L'ostéopathie est déconseillée sur les chiennes attendant des petits, car les manipulations pratiquées sur leur corps pourraient entraîner des fausses couches.
• Les chiens ayant de la fièvre.	Les massages et les pressions exercés par le vétérinaire pourraient augmenter leur température corporelle au

	cours du soin et aggraver ainsi leur état.
● Les chiens souffrant de phlébites.	Si votre ami a un caillot de sang bloquant un vaisseau sanguin dans l'un de ses membres, les pressions de l'ostéopathie pourraient déplacer ce caillot vers les poumons ou le cerveau, et faire bien plus de dégâts.

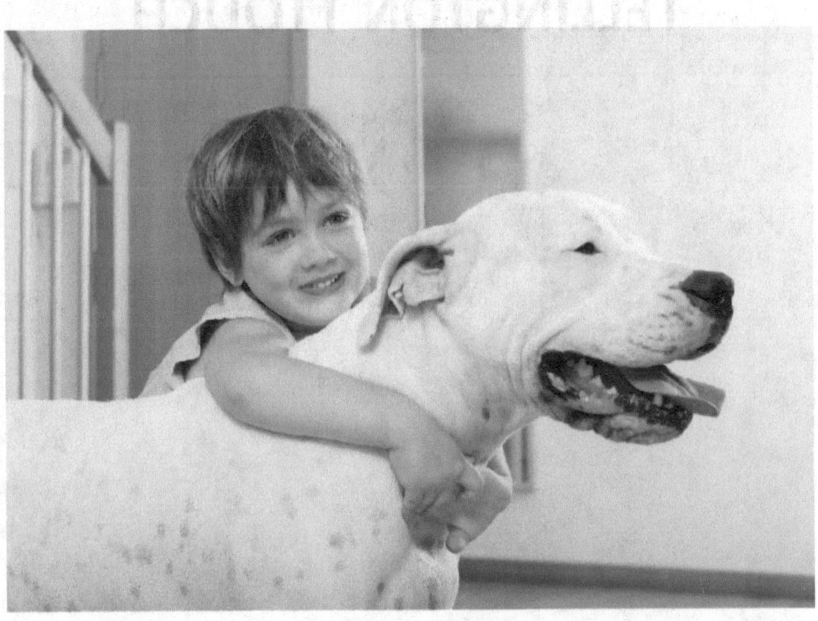

LE MASSAGE CANIN : LA MÉTHODE TELLINGTON TTOUCH

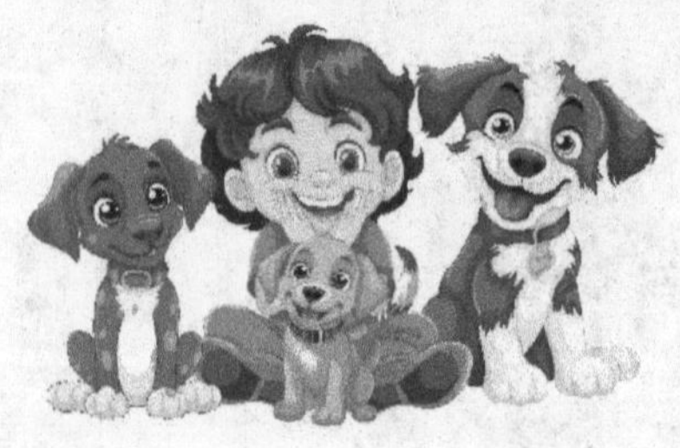

DÉCOUVRONS
LA MÉTHODE TELLINGTON TTOUCH

C'est la monitrice de chevaux internationale, Linda Tellington-Jones, qui est à l'origine de cette formidable discipline consistant à activer la fonction des cellules, à accélérer la guérison des blessures et des maladies, mais aussi à renforcer la confiance en eux des animaux. Cette technique de massage permet aussi d'améliorer la circulation sanguine, la coordination et la souplesse chez les animaux âgés souffrant d'arthrose.

D'abord destinée aux chevaux, cette méthode de soins holistique s'est ensuite adaptée aux autres animaux comme les chiens et les chats. Le principe se base sur la prise de conscience de leur corps, il permet aux animaux de se détendre intensément à travers des massages doux et ciblés.

La technique leur permet aussi d'établir des liens de communication non verbale. Grâce à toutes sortes de massages ou d'exercices, le Tellington TTouch aide les animaux quels qu'ils soient à améliorer leur équilibre physique, mental et émotionnel, par ce biais, à réduire également leur stress et à améliorer leur comportement.

La méthode mise au point par cette monitrice utilise des mouvements particuliers des doigts et des mains pour calmer les animaux anxieux, angoissés ou traumatisés.

Parfois les vétérinaires formés à cette discipline utilisent aussi des accessoires comme des sangles ou des bandeaux qu'ils mettent sur leurs petits patients pour améliorer leur proprioception (conscience de leur corps).

Tous les animaux peuvent bénéficier de cette méthode holistique, qu'il s'agisse bien sûr des chiens, des chats, mais également des chevaux, des animaux de ferme, des rongeurs et même des oiseaux ! Pour débuter les séances, il faut installer votre compagnon agréablement sur le sol ou sur une table, puis commencer par des mouvements légers et circulaires avec vos doigts ou vos mains à différents endroits de son corps. Faites-vous plaisir en variant les mouvements et en observant les réactions de votre ami. S'il ferme les yeux ou ronronne, vous êtes sur la bonne voie !

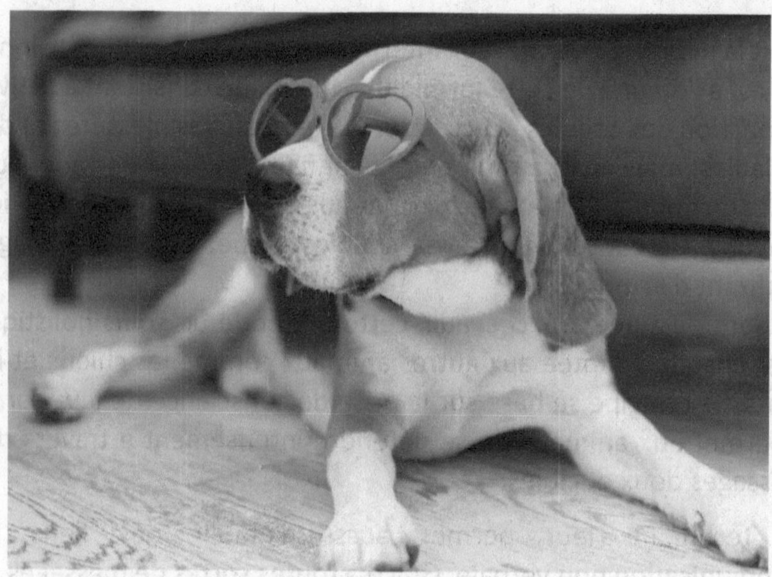

La méthode Tellington TTouch repose sur trois types d'actions pour procurer ses bienfaits, les voici :

Les bandages :

Ils permettent de renforcer chez les animaux la conscience de leur corps afin de les sécuriser au quotidien. Les bandages sont utiles pour les chiens très anxieux en promenade par exemple.

Découvrons par exemple le bandage entourant leur tronc et qui accentue leur sentiment de sécurité. Il les aide aussi à trouver une bonne coordination et un bon équilibre.

On trouve aussi le bandage de détente, que l'on passe sur la truffe du chien et que l'on attache à l'arrière de sa tête. Ce bandage est très efficace pour calmer les aboiements incessants.

Le travail au sol :

Il est généralement composé de divers obstacles mis en place dans un petit labyrinthe. L'animal doit alors les franchir de manière volontairement lente afin de stimuler sa coordination et sa concentration. Cet exercice est parfait pour améliorer sa conscience du corps et renforcer la communication positive entre son maître et lui.

Le travail du corps :

Qui consiste à toucher et à lisser la peau de votre animal avec vos doigts par des pressions légères et douces. Vous pourrez ainsi transmettre à votre chien des informations par le biais de son système nerveux, ce qui l'aidera à relâcher ses tensions, réduire son stress, améliorer sa proprioception et sa mobilité.

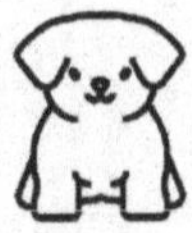 **Bien faire vos massages avec la méthode Tellington Ttouch :**

Pour votre animal anxieux, stressé ou angoissé

Commencez par le détendre doucement en le faisant coucher sur le côté et en lui susurrant des mots doux. Caressez son pelage sur tout le corps, puis faites ensuite des massages doux et circulaires sur les zones où vous le sentez le plus tendu, comme l'abdomen, le cou ou le dos. Faites cela jusqu'à ce que vous sentiez ces zones bien plus détendues.

Pour votre compagnon souffrant d'arthrose ou de problèmes articulaires

Installez votre compagnon sur un matelas moelleux afin que votre séance de soin soit la plus agréable possible pour lui. Puis massez-le avec des mouvements doux sur chaque articulation douloureuse. Prenez ses coudes par exemple et faites-leur aussi de petits mouvements pour les plier et les détendre, avant de reprendre vos massages rotatifs.

Pour votre ami handicapé par une mauvaise coordination de ses membres

Vous pouvez le masser debout, assis ou couché. Commencez par le détendre en lui parlant doucement, puis faites des mouvements doux et circulaires précisément sur les membres souffrant d'un manque de coordination. Cela stimulera sa proprioception et renforcera ses connexions nerveuses au fil des séances.

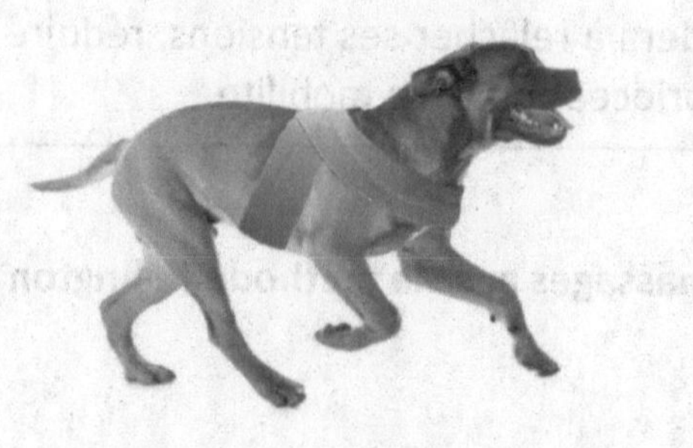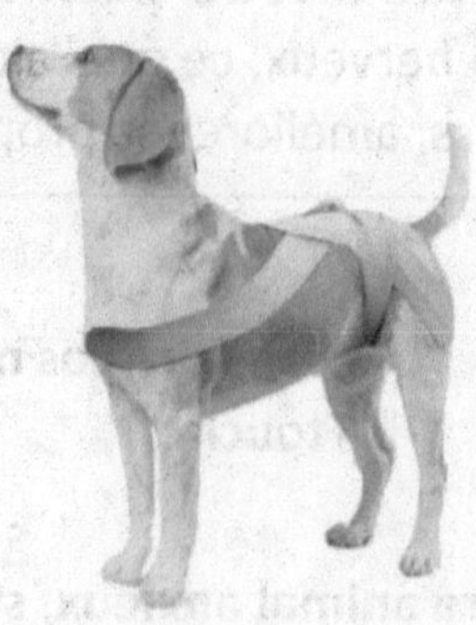

L'HOMÉOPATHIE ET SES BIENFAITS

DÉCOUVREZ L'HOMÉOPATHIE

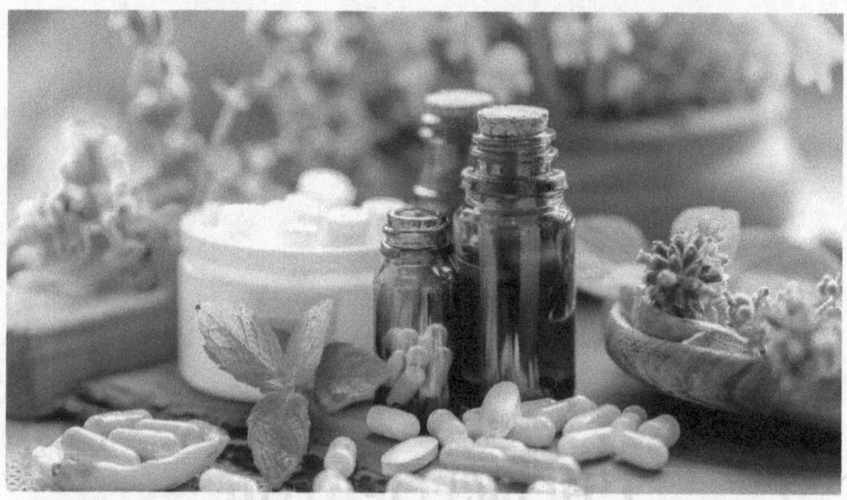

Cette discipline médicale est très ingénieuse, car elle repose sur le principe de soigner les personnes et les animaux malades, par ce qui est semblable à leurs maladies. Pour ce faire, les médecins homéopathes inoculent à leurs patients des doses très faibles de substances qui à plus fortes doses auraient provoqué les mêmes symptômes que leurs maladies.

À l'inverse, la médecine classique repose sur les contraires.

<u>Je vous donne cet exemple</u> :

L'homéopathe soignera une fièvre avec une plante appelée la Belladone, dont l'ingestion de ses fruits à l'état naturel provoquerait les mêmes symptômes que la fièvre (frissons, courbatures et fatigue).

L'allopathie (la médecine classique) soignera en revanche la fièvre en utilisant des médicaments pour faire baisser et disparaître la fièvre.

Rien à voir, donc !

Un peu d'histoire...

L'histoire de l'homéopathie remonte à 1796. C'est à cette époque que le médecin saxon Samuel Hahnemann posa les bases de cette médecine dans un essai. 14 ans plus tard, il acheva sa théorie avec la publication d'un article. Dans celui-ci, il expliquait que le quinquina – une drogue végétale constituée d'écorces séchées d'arbres de la famille des Chinchona – pouvait aider à soigner le paludisme. Il avait observé en effet que cette écorce, si elle était utilisée à faible dose, était efficace pour traiter le mal.

Il observa aussi que cette même écorce, si elle était utilisée à bien plus forte dose, provoquait les mêmes symptômes que le paludisme. Il eut alors cette idée ! Et si une faible dose de substance nocive pouvait avoir un effet thérapeutique sur une maladie présentant les mêmes symptômes que ce qu'elle provoquait ? L'homéopathie venait d'être inventée !

Le médecin saxon n'eut hélas pas le droit de soigner ses patients avec ses découvertes, car il fut condamné pour exercice illégal de la médecine.

À partir des années 1830, l'homéopathie commence à se répandre en France et aux États-Unis. L'homme qui aida à l'engouement de l'homéopathie en France fut le Comte Sébastien des Guidi. Ce docteur créa pour cela la Société Homéopathique Lyonnaise et ce sont ensuite ses disciples qui aidèrent à faire connaître l'homéopathie.

Côté États-Unis, cette médecine avait un bel engouement, mais hélas elle souffrait d'un véritable mépris de la part de l'Association médicale américaine. Ce n'est qu'au XXème siècle que l'homéopathie commença à entrer dans l'industrie grâce aux premiers laboratoires et à l'attrait nouveau pour les médecines naturelles.

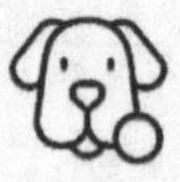 ## Comment soignent les homéopathes ?

Le choix de leurs remèdes se fait en fonction de plusieurs paramètres en dehors des symptômes. Ils prennent en compte en effet la personnalité des animaux qui viennent les voir, mais aussi leur rythme de vie, leur environnement et d'autres choses.

C'est ainsi que le traitement de leur maladie ou de leur problème se fera parfois via différents médicaments homéopathiques. Lors de la première consultation, le médecin examinera votre animal afin d'exclure tout problème de santé que ne pourra pas traiter l'homéopathie (un problème relevant de la chirurgie par exemple). Ensuite, il s'intéressera à son environnement et à ses habitudes de vie, ainsi qu'à la manière dont se manifestent ses symptômes.

Pour terminer, il vous posera des questions sur d'éventuels antécédents personnels et familiaux.

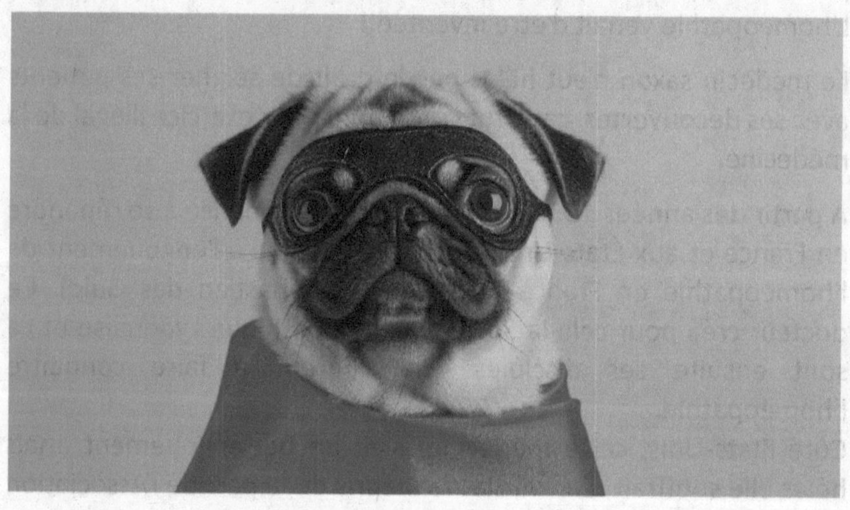

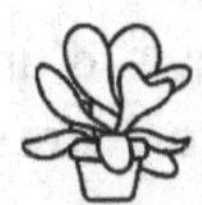

Comment créent-ils leurs médicaments ?

Pour préparer leurs remèdes, les médecins homéopathes pratiquent la méthode CH. C'est-à-dire qu'ils diluent la substance active dans 99 fois son volume de liquide (dans de l'alcool à 30 degrés par exemple) ou de poudre.

Ils obtiennent ainsi la première dilution appelée 1 CH. En refaisant la dilution une seconde fois, ils obtiennent la dilution à 2 CH, et refont la même chose plusieurs fois selon les cas à traiter. Certains médicaments homéopathiques peuvent même être dilués trente fois (30 CH). Selon les maladies, les troubles ou les traumatismes physiques à soigner, les médecins utiliseront ainsi différentes dilutions adaptées.

Pour les symptômes locaux, ce sont de basses dilutions qui sont utilisées : entre 4 et 5 CH. Pour les symptômes plus généraux, ce sont des dilutions moyennes : entre 7 et 9 CH.

En tant que médicaments énergisés, il faut savoir les conserver à l'abri de la lumière du jour, de la chaleur et de toutes sources d'ondes électromagnétiques comme les ordinateurs, les fours à micro-ondes ou les télévisions. Autrement, leurs propriétés seront désactivées, les rendant inefficaces.

Y a-t-il des effets secondaires avec l'homéopathie ?

L'homéopathie est une merveilleuse médecine qui convient aussi bien aux chiots qu'aux chiens adultes et âgés. Elle ne provoque aucun effet secondaire et ne présente aucune toxicité chimique, car les doses de médicaments administrées sont vraiment très faibles. Il n'y a donc aucun risque de surdosage.

Pour terminer, sachez que même si votre animal suit un traitement vétérinaire classique, l'homéopathie ne provoque aucune interaction avec ses médicaments.

Où acheter ses médicaments homéopathiques ?

Toutes les pharmacies vendent des médicaments homéopathiques.

Toutefois, ne soignez jamais votre animal sans avoir l'avis d'un vétérinaire spécialisé. L'automédication peut s'avérer très dangereuse et il faut donc faire très attention.

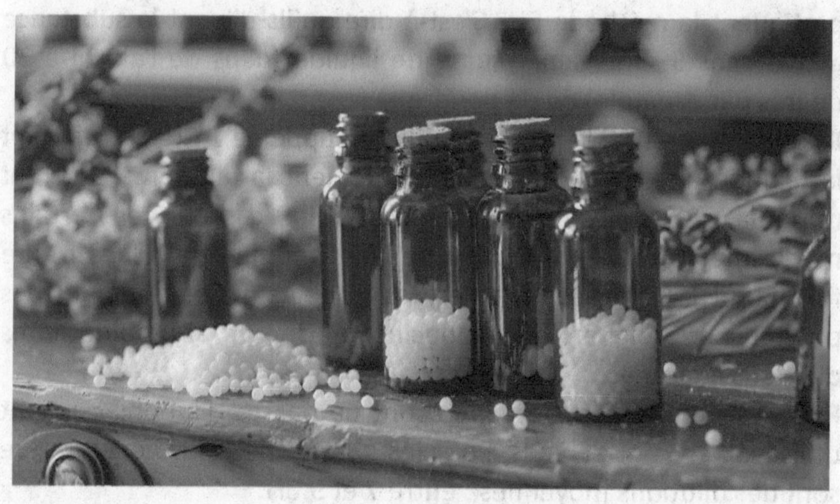

Comment soigner votre chien avec l'homéopathie ?

L'homéopathie soigne à l'aide de minuscules granules que vous pouvez verser dans la gueule de votre ami où elles se colleront ensuite sur sa langue, ses gencives ou ses joues, jusqu'à se dissoudre. Si votre ami à quatre pattes fait le difficile, vous pouvez alors cacher les granules dans une friandise appétente.

Les teintures mères quant à elles seront à verser sur ses repas.

La posologie est de deux granules le matin et deux granules le soir pendant une semaine, puis deux granules une fois par jour jusqu'à la disparition des symptômes.

Découvrons à présent comment soigner votre chien avec les médicaments homéopathiques :

Les troubles digestifs

Pour tous les problèmes digestifs bénins, vous pourrez soigner votre chien avec le remède <u>Nux vomica.</u> Si votre chien présente un ou plusieurs de ces symptômes :

- Ballonnements

- Maux de ventre

- Vomissements

- Constipation

Vous pouvez lui donner <u>cinq granules du remède Nux vomica en 5 ou 9 CH.</u> Vous demanderez la posologie exacte à votre vétérinaire spécialisé en fonction de la fréquence des symptômes de votre ami.

Les troubles du comportement

Si votre ami à quatre pattes est hyperémotif, facilement anxieux et angoissé à la moindre perturbation de son environnement, alors vous pourrez l'apaiser et le détendre en lui donnant le remède <u>Gelsemium.</u>

Les muscles endoloris, les coups ou les chocs physiques

Si votre chien vient de subir une opération, il se peut qu'il souffre de crampes, de courbatures ou d'inflammations de ses articulations ou de ses tissus. Il peut ressentir les mêmes douleurs après avoir fait un effort physique intense.

Pour le soulager, donnez-lui toutes les quatre heures <u>cinq granules d'arnica 5 CH,</u> jusqu'à la disparition des douleurs de votre ami. Pour accélérer sa guérison, n'hésitez pas à lui masser les membres endoloris avec de l'<u>huile d'arnica,</u> de <u>calophylle ou de calendula.</u>

Si votre chien s'est fait mordre ou attaquer

Commencez toujours par désinfecter sa plaie avec un antiseptique avant de lui administrer son remède homéopathique. Une fois fait, donnez-lui pendant quatre jours <u>trois granules de Pyrogenium 5 CH,</u> matin et soir.

Si c'est un serpent qui a mordu votre chien en revanche, alors donnez-lui <u>cinq granules de Vipera redis 5 CH</u> et de <u>Lachesis mutus 7 CH.</u> Puis dans le même temps, emmenez-le de toute urgence chez le vétérinaire en donnant le plus de précisions possible sur le serpent qui a mordu votre ami.

Les brûlures et les piqûres

Si un insecte pique votre chien au cours de l'été, il faut surveiller les réactions de sa peau. Surtout s'il s'agit d'une piqûre de guêpe, il faut surveiller l'apparition d'un œdème.

En cas de piqûre, donnez-lui très vite pour contrer la douleur <u>cinq granules d'apis melifica 9 CH</u> et <u>cinq granules d'hypericum 30 CH.</u> S'il y a un œdème par contre, donnez-lui <u>cinq granules toutes les heures d'apis melifica 5 CH</u> avec <u>cinq granules de ledum palustre 5 CH</u> pour éviter tout risque d'infection.

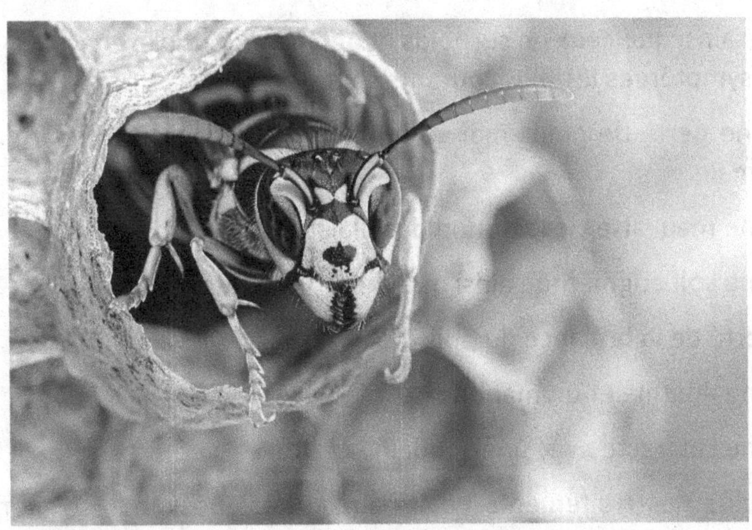

Les otites

Les otites sont souvent très douloureuses, car elles sont une inflammation aiguë de la peau du conduit auditif externe. Elles sont dues à la présence de bactéries ou de champignons.

Si votre chien a les oreilles très sales, avec beaucoup de cérumen noir et malodorant, alors vous pourrez lui donner <u>cinq granules d'Hepar sulfur 5 CH</u> pendant les trois premiers jours. Passez ensuite à <u>15 CH</u> les jours suivants jusqu'à la guérison de l'otite de votre ami.

Si votre chien a les oreilles chaudes, douloureuses et rouges à l'intérieur, donnez en alternance <u>cinq granules de Belladona 5 CH</u> et <u>cinq granules de Capsicum annuum en 5 CH.</u> Renouvelez les prises toutes les quatre heures.

Si votre chien a des otites chroniques, alors donnez-lui <u>cinq granules de Manganum 5 CH</u> en association avec <u>cinq granules de Ferum phosphoricum 5 CH</u> et <u>cinq granules de Kalium muriaticum 5 ou 7 CH.</u>

Le diabète sucré

Il s'agit d'une maladie chronique causée par un excès de sucre dans le sang de votre chien. On appelle cet excès l'hyperglycémie. Les chiens les plus prédisposés à en être affectés sont ceux qui sont âgés ainsi que ceux en surpoids et qui manquent d'exercice.

Les symptômes les plus courants sont :

• Une perte de poids malgré un appétit en hausse comparé à la normale.

• Une mauvaise cicatrisation des plaies en cas de blessures

• Une soif augmentée ainsi que des urines plus fréquentes

• Perte de la brillance du poil

• Une apathie et un manque de joie de vivre

• Une cataracte avec une soudaine cécité

En plus des traitements vétérinaires classiques pour soigner et contrôler le taux de sucre de votre chien, vous pouvez combiner l'homéopathie pour optimiser les résultats. Voici comment faire :

Donnez à votre ami <u>trois granules de Pancréine 8 H</u>, une ou deux fois dans la journée selon les résultats de ses dosages sanguins.

Donnez-lui également <u>trois granules d'Eugenia jambolana 4 CH</u> dans chacun de ses repas qui doivent coïncider avec ses injections d'insuline.

Si les progrès sont flagrants au bout d'un mois, vous pouvez alors continuer à le soigner avec l'homéopathie (toujours en complément de ses traitements vétérinaires classiques) tout au long de l'année.

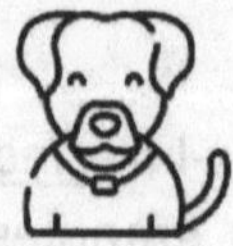

Si votre chien a des incontinences urinaires ou fécales

Ce problème s'il concerne un jeune chien en âge d'être propre et parfaitement éduqué, peut-être dû à une malformation de son sphincter urinaire ou anal. La solution chirurgicale est alors de poser des sphincters artificiels ou de les consolider.

Pour les très vieux chiens, c'est souvent le vieillissement naturel qui leur cause ces problèmes d'incontinence. L'homéopathie est alors très utile pour améliorer les symptômes ou les retarder.

Voici comment faire :

Pour les incontinences urinaires :

Si votre chien est âgé, aidez-le en lui donnant <u>trois granules de Causticum 9 CH</u> et du <u>Baryta carbonica 7 CH</u> une fois par jour jusqu'à ce que votre compagnon ait de franches améliorations. Faites ensuite des cures d'une semaine tous les mois pour entretenir les progrès.

Si votre chien est un mâle, emmenez-le d'abord chez votre vétérinaire afin qu'il vérifie l'état de sa prostate et de ses testicules. Faites ensuite préparer par une pharmacie spécialisée, quatre préparations pour soigner la vessie, le sphincter de la vessie, ainsi que le muscle lisse et strié. Demandez-les en <u>8 CH.</u>

Vous donnerez ces remèdes une fois par jour pendant un mois. Si vous ne voyez aucune amélioration au bout de trois semaines, donnez-les deux fois par jour jusqu'à une nette amélioration des symptômes.

Si votre chienne présente une incontinence urinaire et que sa cause est due à une absence d'hormones sexuelles femelles, la solution la plus efficace sera alors de lui donner <u>une dose-globules une fois par semaine de Folliculinum.</u>

Commencez votre traitement par <u>deux doses en 5 CH</u>, puis la semaine suivante, passez à <u>deux doses en 7 CH</u>, la semaine d'après, augmentez à <u>9 CH</u>, et enfin, la semaine encore suivante, terminez en 15 CH.

Si les problèmes d'incontinence ont bien diminué, continuez à donner à votre chienne <u>deux doses-globules en 15 CH</u> par mois. Vous pouvez également lui donner <u>une dose en 30 CH</u> une semaine par mois pour entretenir les progrès.

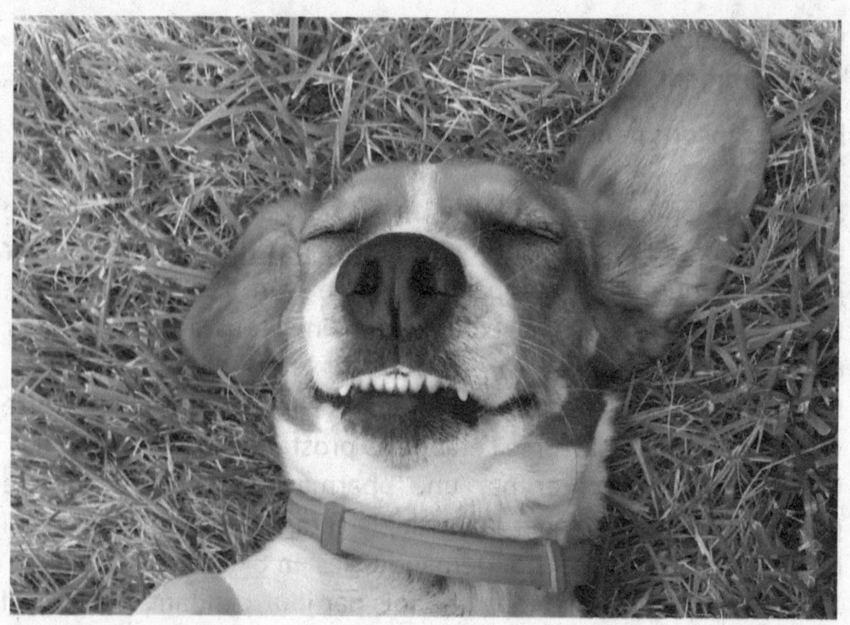

Pour les incontinences anales :

Si votre chien est un mâle, emmenez-le d'abord chez votre vétérinaire afin qu'il vérifie l'état de sa prostate et de ses testicules.

Faites ensuite préparer en pharmacie spécialisée un remède pour soigner son rectum. Demandez-le en 8 CH. Donnez-en à votre ami une dose par jour pendant un mois, puis deux fois par jour si les progrès ne sont pas flagrants. Continuez ainsi jusqu'à une nette amélioration. Vous pouvez continuer ce traitement tout au long de l'année selon les besoins de votre chien.

Les grossesses nerveuses

Ces troubles sont à prendre au sérieux, car les chiennes concernées présentent les mêmes comportements que si elles allaient bientôt mettre bas, alors qu'elles n'attendent aucun petit. Elles sécrètent même du lait.

Les grossesses nerveuses surviennent en général deux mois après leurs chaleurs et durent entre trois et huit semaines.

Voici comment agir pour stopper ce problème si votre chienne fait une grossesse nerveuse :

Dans un premier temps, vous cesserez de lui donner à manger pendant 24 heures, afin de stopper sa montée de lait. Ensuite, vous réduirez ses repas de 30 % pendant quatre jours.

Si votre chienne ne cesse de vous coller et de réclamer votre attention la journée sans s'arrêter, aidez-la en lui donnant du Pulsatilla 15 CH une fois par jour pendant une semaine. Attendez sept jours, puis recommencez.

Si au contraire, votre chienne devient triste et s'isole de plus en plus, aidez-la en lui donnant une dose-globules de Sepia en 9 CH. Refaites la même chose deux jours après.

Si votre amie est hypersensible à tout ce qui l'entoure (bruits ou odeurs) et qu'elle est très nerveuse, vous pourrez la calmer en lui donnant deux doses-globules d'Ignatia 9 CH une fois par jour pendant sept jours. Arrêtez une semaine, puis recommencez jusqu'à l'amélioration de ses symptômes.

Pour optimiser vos efforts, ajoutez également trois granules de Nux moschata 7 CH tous les jours, jusqu'à la disparition totale de la grossesse nerveuse.

Les problèmes de prostate

La prostate est une glande du système reproducteur de votre chien. Les problèmes qui la concernent touchent souvent les chiens mâles non stérilisés et sont causés par une inflammation de la prostate due à la présence d'une bactérie dans les voies urinaires. Les chiens touchés souffrent d'apathie, de fièvre et d'une perte d'appétit.

En complémentarité du traitement vétérinaire classique, vous pourrez aider votre chien à faire diminuer la taille de sa glande en lui donnant une fois par jour trois granules de Prostate 8 CH pendant un mois.

Pour soutenir votre action, donnez à votre chien du **romarin** une fois par jour pendant six semaines. Arrêtez pendant trois semaines, puis recommencez jusqu'à amélioration des symptômes. Cela aidera à drainer le foie de votre ami.

L'hypothyroïdie

Ce trouble hormonal est le plus courant chez les chiens, il se déclenche lorsque la glande de la thyroïde n'est plus capable de produire des hormones thyroïdiennes. Or ces hormones jouent un rôle capital pour réguler le métabolisme et veiller au bon fonctionnement de tous les systèmes du corps.

Les conséquences d'une hypothyroïdie sont multiples : votre chien peut se mettre à avoir froid sans raison, votre chienne peut ne plus avoir ses chaleurs, votre compagnon peut devenir apathique et grossir à vue d'œil sans manger plus et bien d'autres troubles.

Pour aider la glande thyroïde de votre chien à sécréter à nouveau des hormones, donnez-lui <u>une dose-globules de Nux-vomica 9 CH</u>, puis sur le surlendemain, donnez-lui la même dose, mais en <u>15 CH.</u> Une fois fait, faites avaler à votre ami matin et soir <u>trois granules de Thyroidea 5 CH</u> pendant sept jours. Faites une pause d'une semaine, puis recommencez l'opération depuis le début jusqu'à ce que votre chien reprenne une santé normale.

Si votre chien est triste et apathique, donnez-lui <u>une dose-globules de Graphites 9 CH</u> une fois par semaine jusqu'à l'amélioration des symptômes.

Le stress et l'anxiété

Le stress chez les chiens peut venir de plusieurs causes : leur histoire de vie si elle a été traumatisante ou non, leur environnement immédiat, mais aussi une maladie ou un handicap qu'ils peuvent vivre mal.

Certains chiens peuvent aussi souffrir d'un stress que l'on appelle le stress de séparation. Ils ne supportent pas de rester seuls en l'absence de leur maître, et peuvent alors se mettre à paniquer et à détruire leur environnement sous l'effet de l'angoisse.

L'homéopathie a fort heureusement des plantes efficaces pour soulager les chiens nerveux et anxieux. Vous utiliserez en effet **la passiflore** et **l'eschscholtzia** qui sont deux plantes anxiolytiques.

Prenez-les en <u>4 DH</u> et donnez-en trois granules de chaque à votre chien trois fois par jour jusqu'à une nette amélioration des symptômes.

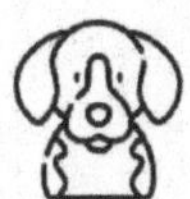

Les visites angoissantes chez le toiletteur ou le vétérinaire

Certains chiens qui n'ont pas l'habitude de se faire ausculter et manipuler, ou qui ont subi de mauvaises expériences dans ces deux lieux, se mettent parfois à paniquer et à stresser de façon incontrôlable.

Pour les apaiser, l'homéopathie est efficace pour les aider à se détendre avant la visite, puis pendant. Découvrons ensemble quels remèdes utiliser. Si votre chien est hyperémotif, au point que le moindre changement dans ses habitudes l'angoisse et qu'il se mette à trembler sans pouvoir s'arrêter ou qu'il se lèche les pattes à s'en blesser, alors vous lui donnerez le remède <u>Ignatia amara.</u>

La veille de votre rendez-vous chez le vétérinaire ou le toiletteur ou toute autre visite, donnez à votre ami une <u>dose-globules en 9 CH.</u> Si le lendemain matin il n'est pas détendu, montez la formule à <u>15 CH.</u> Lors de la prochaine visite, vous lui donnerez directement le remède à <u>15</u> voire à <u>30 CH.</u>

Si votre chien est simplement inquiet sans stress pathologique, donnez-lui la solution <u>Gelsemium sempervirens.</u> La veille de la situation stressante, faites-lui avaler <u>une dose-globules en 15 CH,</u> puis <u>une dose-globules en 30 CH</u> le matin du rendez-vous.

<u>Rappel important :</u>

L'homéopathie étant une médecine complexe, il est primordial de vous faire accompagner par un vétérinaire homéopathe qui saura exactement vous indiquer les bons dosages et les bonnes durées en fonction de la pathologie de votre chien.

LES MERVEILLES DE L'ACUPUNCTURE

L'ACUPUNCTURE POUR VOTRE COMPAGNON, C'EST QUOI ?

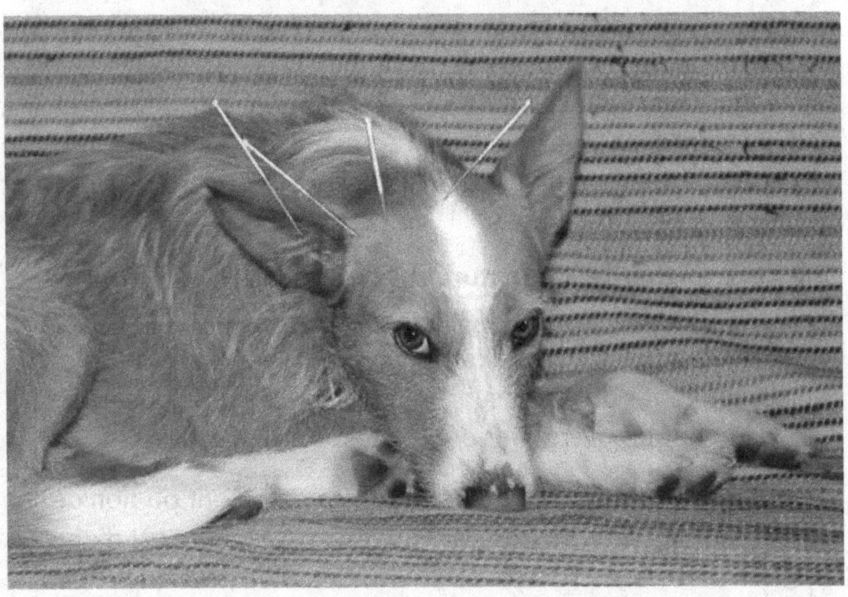

L'acupuncture fait partie de la médecine traditionnelle chinoise pratiquée depuis des millénaires et qui fait de plus en plus d'adeptes à travers le monde. Son principe est de rééquilibrer la circulation de l'énergie vitale (le Qi) à travers tout le corps. Une bonne circulation de l'énergie donne une très bonne santé. En revanche, une énergie bloquée ou qui circule mal donne des maladies selon les médecins traditionnels chinois.

D'abord proposée aux humains, cette médecine s'adapte aujourd'hui parfaitement aux animaux. Pour faire leurs soins, les vétérinaires acupuncteurs utilisent ainsi des aiguilles destinées à influer l'énergie Ying et l'énergie Yang. Ces énergies symbolisent les deux parties opposées d'un phénomène à partir des méridiens.

Les méridiens sont les canaux par lesquels circule le Qi à travers tout le corps de votre animal. Certains points où doivent être plantées les aiguilles se trouvent sur des trajets nerveux, d'autres sur des trajets dermiques ou osseux, d'autres encore sur des trajets sanguins ou lymphatiques. En dénouant les points de tension chez votre animal, le vétérinaire acupuncteur l'aidera donc à rééquilibrer la circulation de son énergie vitale et par ce biais à renforcer ses défenses immunitaires. Au cours de la consultation, le praticien examinera votre compagnon et vous interrogera sur son parcours médical et sur les raisons de votre venue.

Les séances d'acupuncture ne sont absolument pas douloureuses, bien au contraire. Il arrive que beaucoup de petits patients se détendent si bien qu'ils en ferment les yeux et certains finissent même par s'assoupir un peu !

Que peut soigner l'acupuncture chez les chiens ?

• Les problèmes articulaires comme l'arthrose chez les animaux âgés ou ayant subi un traumatisme physique. Mais également les dysplasies ou les blessures nerveuses

• Le soulagement des douleurs. En complément ou non de traitements vétérinaires classiques, l'acupuncture est d'une grande efficacité pour soulager les douleurs physiques.

• Les troubles respiratoires comme l'asthme et les bronchites.

• Certains cancers.

• L'aide à la rééducation après une opération en stimulant l'autoguérison de votre animal.

• Les problèmes intestinaux et des organes situés à côté, comme les diarrhées chroniques, les constipations, l'incontinence ou les insuffisances rénales.

• Les problèmes de peau comme les allergies ou l'eczéma.

• L'épilepsie dont les crises peuvent amplement diminuer grâce à plusieurs séances d'acupuncture.

• La rupture des ligaments croisés des genoux. Grâce à l'acupuncture, la récupération de votre ami après son opération sera bien plus rapide.

● La réduction du stress et de l'anxiété. Les animaux soignés grâce à l'acupuncture voient très vite s'envoler leurs angoisses sitôt les premières aiguilles plantées aux endroits stratégiques.

● Aide à renforcer le sommeil défaillant chez les animaux hyperactifs ou insomniaques.

● Apaise les troubles du comportement comme l'hyperactivité ou l'angoisse de séparation.

● Aide à réguler les troubles du rythme cardiaque.

● Soulage les problèmes oculaires et les otites.

Si vous souhaitez avoir recours à l'acupuncture, il est recommandé de consulter un praticien en médecine traditionnelle chinoise et acupuncteur spécialisé pour les animaux.

Toutefois, si vous voulez soigner votre animal vous-même à domicile, vous avez la possibilité d'expérimenter avec vos mains l'acupression qui est une forme d'acupuncture sans les aiguilles comme nous allons le voir au chapitre suivant.

L'ACUPRESSION ET SES BIENFAITS

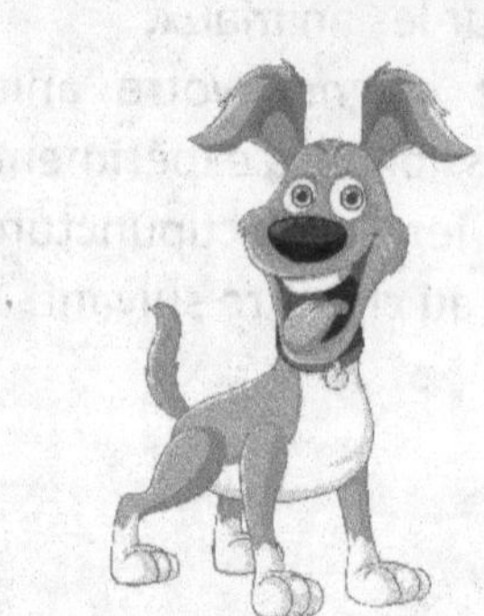

L'ACUPRESSION, QU'EST-CE-QUE C'EST ?

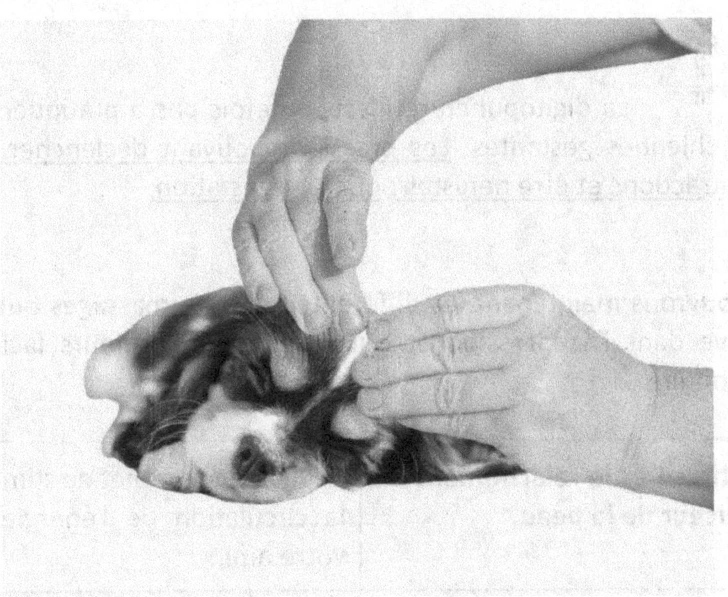

L'acupression, appelée aussi la digitopuncture, est une thérapie qui s'apparente à l'acupuncture, sauf qu'au lieu d'utiliser des aiguilles, ce sont les bouts des doigts qui les remplacent. On peut également utiliser le tranchant ou la paume de ses mains, ainsi que les coudes.

Grâce à des pressions à certains endroits du corps de votre animal, vous pourrez ainsi restaurer son énergie vitale et l'aider à se remettre d'un traumatisme physique ou à combattre une maladie. Selon la médecine chinoise, les maladies sont en effet provoquées par des déséquilibres de l'énergie vitale dans le corps humain ou animal. En les rééquilibrant et en supprimant les obstacles qui empêchent la bonne circulation de l'énergie, alors les maladies et les traumatismes se soignent en quelques semaines.

Cette médecine donne des résultats positifs en trois séances en moyenne, avec une pause de deux semaines entre chaque séance. Il est toutefois recommandé d'aller voir un vétérinaire spécialiste au moins une première fois afin d'apprendre avec lui les bons gestes et de s'assurer de ne pas faire d'erreurs. Vous pouvez également regarder des vidéos explicatives sur Internet.

La digitopuncture n'est toutefois pas à pratiquer sur les chiennes gestantes. <u>Les pressions pouvant déclencher des contractions et être néfastes pour leur gestation.</u>

Découvrons maintenant les différents types de massages que l'on trouve dans l'acupression et qui ne sont pas toujours faciles à reproduire :

Le tirage et le relâchement en douceur de la peau.	Ce massage permet de stimuler la circulation de l'énergie de votre ami.
Les massages circulaires avec le bout de vos doigts, vos coudes ou le dos de vos mains.	Ils permettront quant à eux d'assouplir les tissus de votre animal.
Le palper-rouler avec vos deux mains.	Vous aidera à tonifier les tissus et les muscles de votre compagnon.
La poussée des tissus grâce à vos pouces, au tranchant de vos mains ou à vos paumes.	Agira en profondeur pour un massage très efficace.
Le pincement des tissus entre vos pouces et index, en relâchant doucement.	Soulagera les muscles et les tendons endoloris de votre ami.

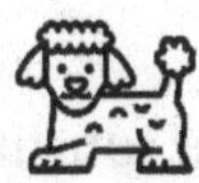

Que peut soigner l'acupression chez votre animal ?

Les problèmes respiratoires

Si votre animal souffre d'asthme ou de tout autre problème l'empêchant de respirer correctement, alors l'acupression couplée à des médicaments allopathiques vétérinaires l'aidera à se sentir mieux et à retrouver une meilleure capacité respiratoire.

Les états d'âme dépressifs et anxieux

Si votre ami est angoissé ou déprimé, la digitopuncture sera d'une grande aide pour le relaxer. En exerçant des pressions sur le sommet de son crâne entre ses yeux, vous agirez sur son système nerveux qui enverra ainsi des signaux d'apaisement et rendra la détente et le sourire à votre animal. De plus, passer des moments intimes avec lui à le masser renforcera aussi votre complicité.
Les animaux apprécient grandement cette médecine, car elle est douce, mais très efficace !

Une santé fragile

Avec cette médecine, vous pourrez augmenter les défenses immunitaires de votre compagnon et donc rallonger son espérance de vie grâce à un corps plus fort. La digitopuncture stimule en effet la circulation sanguine et lymphatique, limitant les risques que votre ami attrape toutes sortes de virus et de bactéries au cours de sa vie.

Les spasmes

Les spasmes sont des contractions anormales des muscles et sont causés par un gros effort, une maladie neurologique ou un traumatisme physique. La digitopuncture vous aidera à soulager plus précisément les spasmes provoquant des problèmes digestifs à votre animal.

Soulagement des articulations abîmées

L'acupression peut aussi soulager les animaux âgés ou ayant subi un traumatisme physique, en améliorant leur souplesse par la réduction de leurs douleurs articulaires. En faisant des pressions sur des points bien précis, vous réduirez ainsi leurs raideurs et leurs inflammations.

L'optimisation d'une période de convalescence

Si votre ami à quatre pattes vient de subir une opération, vous pouvez accélérer sa guérison ou améliorer sa cicatrisation grâce à des massages de doigts. Stimuler son autoguérison lui sera très bénéfique pour retrouver très vite toute sa santé.

Les problèmes intestinaux

Si votre compagnon souffre de difficultés pour digérer correctement ou si son transit est perturbé de manière chronique ou ponctuelle, alors l'acupression l'aidera à retrouver des fonctions normales.

Les problèmes de peau

Si votre animal souffre d'allergies cutanées, de dermatoses ou d'irritations suite à des léchages compulsifs, alors la digitopuncture lui sera utile. S'il s'agit de léchages compulsifs, il conviendra dans le même temps de comprendre l'origine de son trouble, autrement l'acupression sera inutile sur le long terme.

Les troubles cardiaques

Si le cœur de votre compagnon canin est malade, alors cette médecine pourrait aussi l'aider à atténuer ses troubles, en complément de ses traitements vétérinaires classiques.

Les problèmes de reins

Certains chiens peuvent souffrir des reins au cours de leur vie.
Or ces organes ont une fonction importante, car ils permettent de réguler l'eau dans l'organisme et d'éliminer les déchets toxiques du

corps de votre ami.

La digitopuncture pourra alors soulager ses symptômes et même améliorer à terme ses capacités rénales en stimulant leur vitalité.

Bien faire vos séances d'acupression

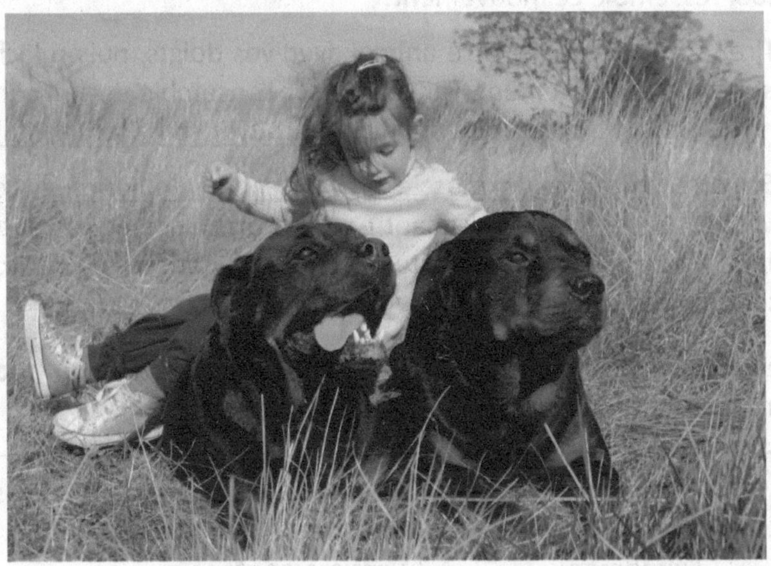

Commençons d'abord par vous apprendre les différentes façons de masser votre ami canin.

• Prenez la pulpe de votre pouce et celle d'un autre doigt, puis faites de légers pincements afin de traiter <u>les masses musculaires épaisses</u> de votre compagnon.

• Placez le dessous de vos doigts ou votre paume sur le point d'acupression choisi, puis faites des mouvements circulaires autour de lui. Vous travaillerez ainsi sur <u>les tissus superficiels</u> de votre ami.

• Prenez votre pouce, votre tranchant de la main ou votre paume, afin de masser <u>les tissus profonds</u> de votre animal.

• Utilisez votre coude, votre dos de la main ou vos doigts. Vous ferez ensuite des mouvements circulaires sur et autour de la zone que vous souhaitez assouplir si les muscles de votre ami <u>sont tendus et douloureux</u>.

• Prenez vos deux mains et faites des mouvements de compression comme si vous faisiez des palper-roulers sur votre peau. Cette technique vise à <u>tonifier les muscles</u> de votre compagnon s'ils sont affaiblis.

Des vidéos explicatives existent sur Internet afin de voir exactement à quoi ressemble ce mouvement.

• Tirez sur la peau de votre animal avec vos doigts, puis relâchez ensuite votre mouvement. Faites cela sur l'ensemble de son corps. Ce mouvement aidera votre animal <u>à retrouver son énergie vitale</u>.

• Si votre animal a <u>un muscle ou un tendon douloureux</u>, vous devrez le masser en le saisissant entre votre pouce et vos autres doigts. Vous relâcherez ensuite votre geste doucement et vous recommencerez.

Identifions ensuite les cinq points d'acupression qui vous permettront de soigner votre chien :

1	Plexus solaire (sur la partie haute de l'abdomen)	Pour apaiser les troubles digestifs comme les diarrhées, les vomissements et les ballonnements.
2	Entre les yeux	Pour créer de la détente chez les animaux stressés et nerveux.
3	Sur le bas du dos, à la base de la queue	Pour diminuer les effets du stress et de l'angoisse.
4	Sur le bout de la truffe	Pour soulager les problèmes respiratoires.
5	Aux deux tiers de la colonne vertébrale en partant du cou	Pour réduire les douleurs de dos et les problèmes de reins.

Commencez toujours votre séance en étant parfaitement détendu et serein. Ne massez pas votre compagnon si votre esprit est accaparé par des problèmes personnels. Il le ressentirait et serait lui-même moins détendu. Mettez-vous dans une pièce calme où vous ne serez pas dérangé par d'autres personnes. Coupez également votre téléphone.

Si votre animal est excité, calmez-le en lui faisant des caresses sur le corps et en lui parlant doucement. Puis petit à petit, incitez-le à se coucher et à se laisser caresser sans bouger.

Une fois fait, vous pouvez commencer votre séance. Choisissez ensuite le point à traiter et faites des mouvements circulaires tout autour pendant une minute. Puis appuyez avec votre pouce sur le point à traiter, et relâchez ensuite. Faites cela pendant dix minutes.

MASSEZ VOTRE CHIEN POUR LUI FAIRE DU BIEN

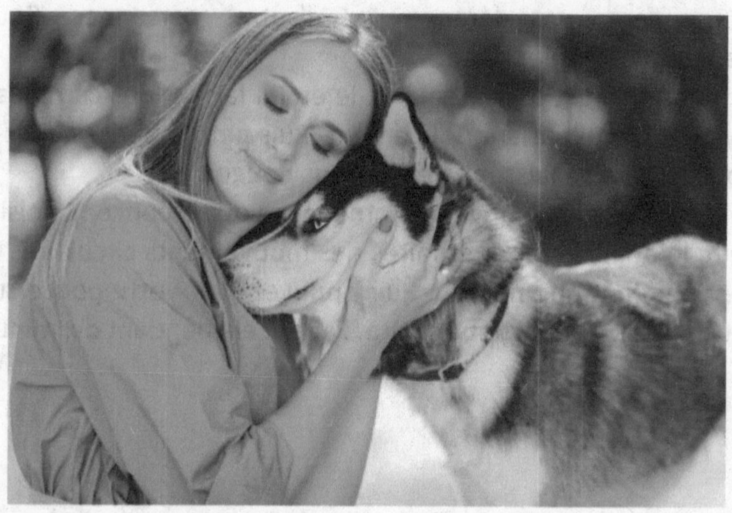

Les massages ont de tout temps eu d'innombrables effets positifs sur le plan physique, physiologique, mental, nerveux et émotionnel. Pour bien le masser, exercez des pressions et des pétrissages à certains endroits de son corps pour réduire les tensions et les douleurs. Vous réduirez également les troubles de sa circulation sanguine s'il est sujet à ce problème. Si le sang circule parfaitement dans tout son corps, les organes et les différents systèmes seront bien oxygénés.

Par ailleurs, les massages sont très bénéfiques pour apaiser les troubles neurologiques. En stimulant les nerfs défectueux avec les mains, certains chiens voient leurs problèmes nerveux diminuer.

Pour bien masser votre chien et lui apporter un bien-être complet, installez-vous confortablement lui et vous, et mettez une musique douce si vous aimez cela. Vous détendrez ainsi l'atmosphère pour que votre chien somnole en étant bercé par la musique et vos massages.

Ensuite, commencez par masser sa tête en faisant de légères

pressions sur son front et ses joues avec des mouvements circulaires.

Passez à présent aux oreilles en les caressant doucement avec les mêmes mouvements que précédemment. Massez maintenant sa nuque et son dos en exerçant des pressions plus fortes sur ces zones moins délicates. Malaxez et pétrissez ses muscles et sa peau entre vos doigts, n'hésitez pas à être ferme sans toutefois que cela soit trop vigoureux.

Pour masser les pattes, procédez de haut en bas en prenant garde de ménager les articulations. Pour les coussinets, faites des pressions croissantes sur chacun d'entre eux et faites des étirements sur chaque articulation des doigts. Massez également la zone du milieu entre les coussinets.

Faites également des massages sur la poitrine de votre chien.

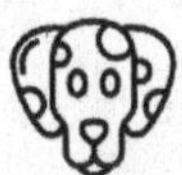# À quel moment masser votre chien ?

Vous pouvez masser votre compagnon à n'importe quel moment de la journée pour passer un agréable moment de détente tous les deux. Cela sera encore plus appréciable dans ces cas de figure :

- Si votre chien souffre d'arthrose et de problèmes articulaires et musculaires douloureux.

- En cas de situation stressante et angoissante.

- Si votre chien est hyperactif, cela l'aidera à se détendre et à se calmer.

- Si votre chien fait beaucoup de sport ou fait des courses de vitesse. Avant et après chaque séance, massez tous ses muscles et ses articulations pour les chauffer et les détendre après les efforts intenses.

- Si votre chien travaille la journée comme chien guide d'aveugles, chien policier, de sauvetage, de berger ou chien de chasse.

- Si votre chienne vient d'avoir une portée et que la mise bas a été douloureuse ou compliquée.

Les massages sont des soins facilement faisables par n'importe qui, qu'il soit adulte, âgé ou même enfant. Laissez-vous guider par votre instinct lorsque vous massez votre chien et vous le verrez souvent s'endormir en soupirant d'aise !
Instaurez une routine chaque jour si vous le pouvez et soyez assuré que votre chien l'appréciera grandement...

À LA DÉCOUVERTE DE L'AROMATHÉRAPIE

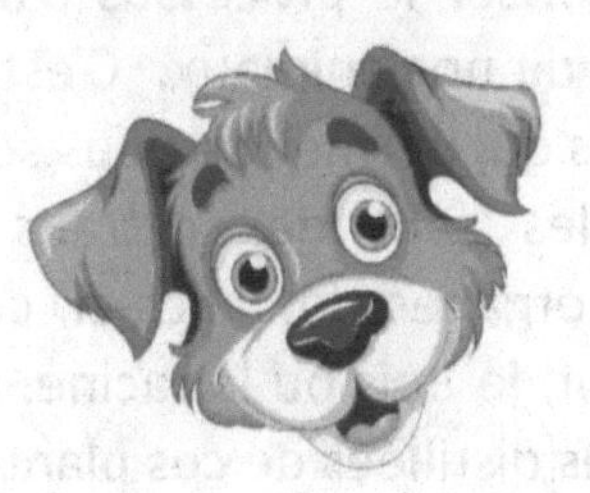

L'AROMATHÉRAPIE, C'EST QUOI ?

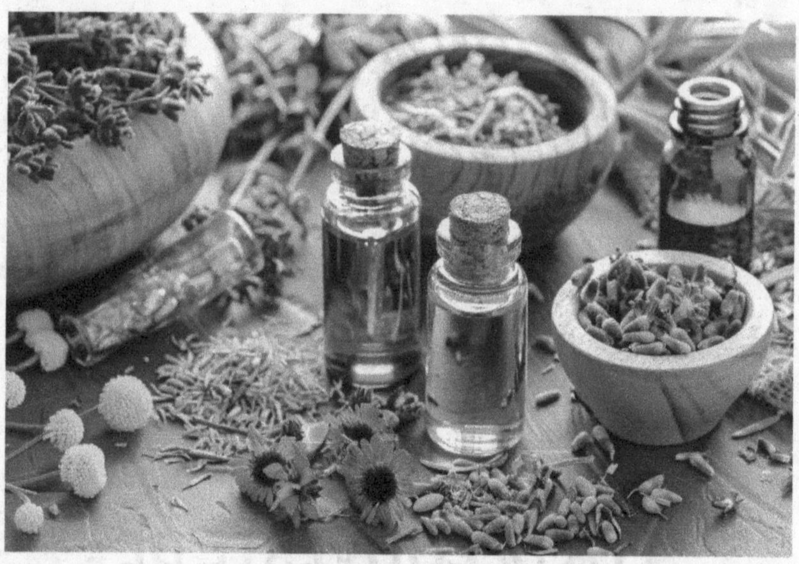

Cette fascinante discipline utilise les bienfaits des huiles essentielles pour favoriser le processus d'autoguérison de notre corps, ainsi que celui de nos animaux. C'est l'activité biochimique des huiles essentielles qui permet de nous soigner.

Les huiles essentielles sont des extraits liquides de plantes aromatiques ou des organes de celles-ci, comme les feuilles, les fleurs, l'écorce, le fruit, le bois ou la racine. Les huiles essentielles sont donc les essences distillées de ces plantes.

Les propriétés des huiles essentielles dépendent de la composition du végétal dont l'essence a été distillée.

L'aromathérapie est précieuse pour soigner de nombreuses maladies par voie cutanée ou respiratoire. Cependant, faites très attention si vous vous lancez dans cette discipline, car les principes actifs des huiles essentielles sont très concentrés et peuvent être toxiques pour votre animal si vous ne vous formez pas suffisamment avant leur utilisation.

Parmi les HE les plus toxiques si mal utilisées, je peux citer notamment la sarriette, le thym, la cannelle, la marjolaine et le romarin.

Par ailleurs, le fait que les huiles essentielles se diluent dans des corps gras favorise la toxicité de certaines d'entre elles pour le système nerveux.

Il y a également un risque de toxicité pour le foie et le système digestif, mais aussi des risques de rejet, de brûlures de la peau ou d'avortement, si les dosages sont mal calculés.

En revanche, les huiles essentielles
les plus adaptées aux animaux
sont :

- Le tea tree (ou l'arbre à thé)
- La lavande aspic
- La lavande vraie (dite officinale)
- L'eucalyptus radié
- Le géranium rosat
- Le palmarosa
- Le ravintsara
- Le lemongrass

Une fois en pharmacie ou en magasin spécialisé, voici ce que vous devrez trouver sur les étiquettes des flacons :

Le nom latin et le nom français de l'huile essentielle. Le nom latin vous indiquera précisément de quelle plante a été tirée l'huile, car certaines plantes ont des noms très ressemblants.

Prenons par exemple le Ravintsara et le Ravensare. Les confondre n'aiderait pas votre animal à se soigner, car malgré leurs noms qui se ressemblent, ces deux plantes ont des propriétés très différentes. Si votre aromathérapeute vous a prescrit de l'huile essentielle d'eucalyptus, prenez garde, car il existe plusieurs sortes de variantes dans les magasins. Regardez bien sur les flacons le nom précis que vous aura donné votre praticien.

Il existe en effet l'huile essentielle d'eucalyptus citronnée qui a des vertus anti-inflammatoires. Tandis que l'eucalyptus radié agit sur l'appareil respiratoire.

Comment reconnaître une bonne huile essentielle ?

Lorsque vous êtes devant les dizaines de flacons, prêtez attention à tous ces points :

• L'étiquette doit préciser que l'huile essentielle ne comporte aucun produit de synthèse.

• Que le flacon ne contient pas d'eau florale ou de parfum.

• Vous devez lire l'emplacement géographique de la plante qui a servi à créer cette huile.

• Le flacon doit être opaque pour conserver toutes les propriétés de l'huile essentielle.

• L'étiquette doit comporter le nom latin de la plante, ainsi que sa partie qui a été utilisée.

• Le procédé d'extraction doit être indiqué : par distillation à la vapeur d'eau ou à froid.

• Les labels « AB » ou « HEBBD » doivent figurer sur l'emballage. Ils vous assureront ainsi que votre huile essentielle est biologique et ne contient aucun produit chimique.

Comment conserver vos huiles essentielles ?

Sachez que vous pourrez garder vos flacons pendant cinq à dix ans après leur ouverture, si vous en prenez soin. Toutefois, les huiles issues des agrumes comme le citron, l'orange, la bergamote ou encore la mandarine ne pourront pas être utilisées au-delà de trois ans. Pour conserver toutes leurs propriétés, veillez à ces différents points :

• Ne laissez pas vos flacons sur votre balcon ou dans votre jardin dès l'arrivée de l'automne et de l'hiver, où vos huiles se cristalliseraient et perdraient leurs bienfaits.

• Ne laissez pas leur bouchon ouvert après leur utilisation, car les huiles essentielles sont très volatiles et s'évaporent très vite à l'air libre.

• Ne rangez pas vos flacons près d'une grande source de chaleur, comme un four, une cheminée ou un gaz électrique, car les huiles sont inflammables si elles sont surchauffées. De même, ne laissez pas vos flacons en plein soleil l'été, car il détruirait les propriétés de vos chères huiles.

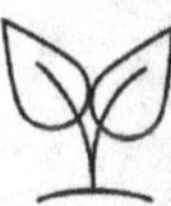 **Les différents modes d'administration :**

• **En inhalation** : Pour détendre votre chien angoissé ou dépressif, vous pouvez diffuser des huiles essentielles dans un diffuseur électrique. Si vous mettez trois gouttes d'huiles essentielles dans votre appareil, il vous faudra les diluer dans trois cuillères à soupe d'huile végétale.
<u>Attention cependant de ne pas les faire sentir à votre compagnon tout au long de la journée. Laissez le diffuseur allumé seulement pendant trois heures deux fois par jour.</u>

• **En application sur la peau** : si votre ami à poils souffre de problèmes cutanés, vous pouvez sous les consignes de votre vétérinaire aromathérapeute lui appliquer certaines huiles essentielles. Là encore, il faudra diluer les huiles dans de l'huile végétale, un corps gras comme la vaseline, un gel gras ou un gel neutre, avant de les appliquer sur la peau de votre chien.

<u>Attention toutefois !</u> Faites toujours en sorte que votre chien ne puisse pas lécher la zone de sa peau sur laquelle vous avez appliqué l'huile essentielle.

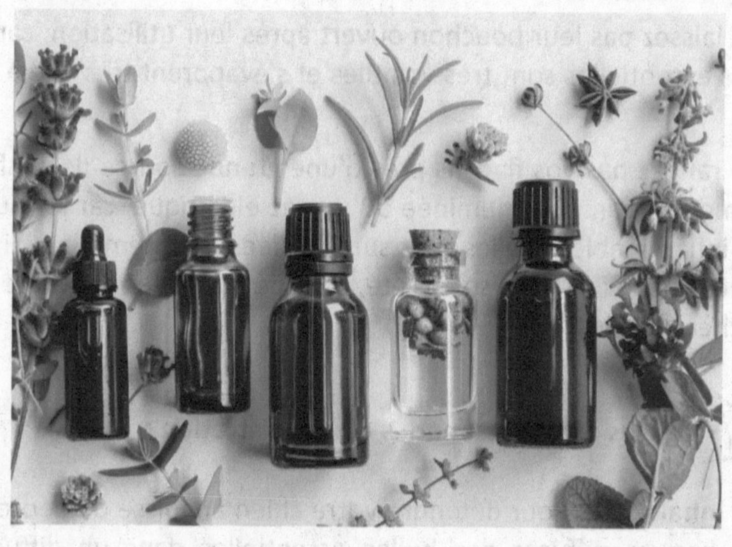

Pensez toujours à ces précautions avant d'utiliser les huiles essentielles sur votre chien :

• Ne jamais utiliser d'HE sur les chiots de moins de trois mois et les femelles gestantes ou qui les allaitent. (Risque élevé d'avortement et d'intoxication).

• Ne jamais les utiliser non plus sur les vieux chiens, les chiens malades ou en convalescence.

• Ne pas appliquer d'HE sans dilution sur des plaies.

• Ne pas les appliquer non plus sur les yeux, les gencives, les muqueuses, etc.

• Ne jamais faire avaler aucune huile essentielle, même diluée, sur des comprimés neutres ou autres supports.

• Ne pas soigner votre chien avec les HE plus d'une semaine. Leurs principes actifs sont en effet très puissants.

• Évitez d'embaumer votre appartement ou maison avec des huiles essentielles juste pour le plaisir. Votre chien ayant un sens olfactif très développé, cela lui serait nocif sur le long terme.

● Toujours utiliser les HE en dilution, JAMAIS pures.

Comment utiliser vos huiles essentielles pour votre animal ?

Les vétérinaires aromathérapeutes donnent toujours pour consigne de ne jamais faire avaler d'huiles essentielles aux animaux et encore moins aux chats qui y sont plus sensibles.

Pour vérifier que votre ami à poils n'est pas allergique, appliquez-lui le mélange sur une petite surface de peau, attendez 48 heures et regardez comment est celle-ci. Si elle reste parfaitement saine, appliquez le mélange sur une plus grande surface, et voyez encore une fois ce que cela donne au bout de deux jours.

De quoi aurez-vous besoin pour soigner votre chien ?

Les ustensiles dont vous aurez besoin pour préparer vos remèdes sont très faciles à trouver. Les voici :

● Un verre pour y mettre vos huiles essentielles.

● Une petite cuillère pour remuer le mélange HE et corps gras.

● Des flacons vides opaques (de préférence) pour y conserver vos remèdes qui doivent rester à l'abri de la lumière.

● Des pipettes de différentes tailles selon vos traitements et leurs posologies.

● Des étiquettes à coller pour vous souvenir de l'usage de vos préparations.

RECETTES D'AROMATHÉRAPIE
POUR VOTRE CHIEN

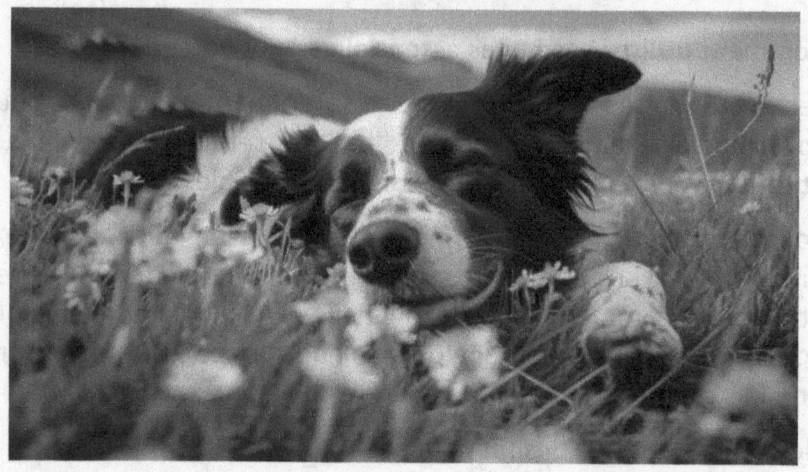

Chers lecteurs, voici pour vous plusieurs recettes à base d'huiles essentielles que vous pouvez préparer pour votre petit ou grand compagnon. Elles sont classées en plusieurs thèmes : les vermifuges, les rhumatismes et la prévention des puces et des tiques. **Mélangez-les toujours avec une huile végétale, n'oubliez pas.**

Commençons !

<u>Les rhumatismes (arthrite et arthrose) :</u>

- 40 gouttes d'huile essentielle de gaulthérie odorante

- 30 gouttes d'huile essentielle d'eucalyptus citronné

- 20 gouttes d'huile essentielle de romarin à camphre

- 10 gouttes d'huile essentielle de pin Sylvestre

- 60 gouttes de macérât huileux de millepertuis

- 60 gouttes d'huile végétale

Massez les membres douloureux de votre animal avec huit gouttes de votre mélange, trois fois par jour pendant une semaine.

L'intérêt d'utiliser ces huiles essentielles pour votre remède

- <u>La gaulthérie odorante</u> possède des molécules spécialisées dans les douleurs articulaires et musculaires. Elle est également un très bon antalgique, car en réchauffant la peau elle aidera à calmer efficacement les douleurs articulaires de votre compagnon.

- <u>L'eucalyptus citronné</u> est une huile essentielle radicale pour soulager les douleurs rhumatismales. C'est la présence importante de Citronellal dans ses molécules qui lui confère un puissant pouvoir anti-inflammatoire.
Le Citronellal est judicieux, car il booste les globules blancs qui font partie du système immunitaire, et il inhibe dans le même temps les médiateurs de l'inflammation. Pour terminer, cette huile essentielle est également un excellent antalgique qui soulagera grandement les douleurs de votre ami.

- <u>Le romarin à camphre</u> contient une grande quantité de camphre qui est un excellent relaxant neuromusculaire. Il est aussi un très bon antidouleur.

- <u>Le pin Sylvestre</u> possède de grandes vertus anti-inflammatoires et antalgiques grâce à des molécules proches de la cortisone. Il va ainsi renforcer l'action des autres huiles essentielles de votre mélange.

- <u>Le macérât huileux de millepertuis</u> possède lui aussi de puissantes vertus anti-inflammatoires et antalgiques. Aussi, viendra-t-il renforcer les autres huiles essentielles de votre mélange.

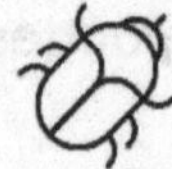 <u>Pour repousser les puces et les tiques en pulvérisation</u> :

- 100 gouttes d'huile essentielle de tea tree (arbre à thé)

- 100 gouttes d'huile essentielle de lavande vraie

- 50 gouttes d'huile essentielle de clou de girofle

- 50 gouttes d'huile essentielle de lemongrass

- 25 millilitres d'alcool pharmaceutique modifié

- 100 gouttes d'huile végétale

Pulvérisez votre mélange sur tous les endroits susceptibles d'abriter des puces, comme les coussins, les oreillers, les tapis, le panier de votre chien, etc.

<u>Attention cependant de ne pas faire respirer votre mélange à une femme enceinte ou allaitante ni à des enfants de moins de six ans.</u>

L'intérêt d'utiliser ces huiles essentielles pour votre pulvérisation

- <u>La lavande vraie</u> va optimiser les effets antiparasitaires de l'huile d'arbre à thé grâce à l'alcool particulier qu'elle contient. Par ailleurs, contrairement à nous les puces n'aiment pas du tout l'odeur de la lavande !

- <u>Le clou de girofle</u> contient de l'eugénol, une molécule très active contre les parasites. Celle-ci va se coupler avec une autre molécule très active de l'huile de tea tree et de la lavande vraie, créant ainsi un cocktail très efficace.

- <u>Le lemongrass</u> possède de formidables propriétés contre les parasites externes. De plus, sa délicieuse odeur de citron laissera une agréable senteur dans toute votre maison !

<u>Shampooing aux huiles essentielles</u> :

- 250 millilitres de base lavante neutre

- 5 gouttes d'huile essentielle de géranium bourbon

- 5 gouttes d'huile essentielle de camomille sauvage

- 5 gouttes d'huile essentielle d'eucalyptus citronnée

- 10 gouttes d'huile végétale

L'intérêt d'utiliser ces huiles essentielles pour votre shampooing :

- <u>Le géranium bourbon</u> est réputé pour ses actions régénérantes et purifiantes, ainsi que ses vertus antifongiques et antibactériennes.

- <u>La camomille sauvage</u> est parfaite pour les peaux sensibles et les rougeurs désagréables. Par ses effets anti-inflammatoires et adoucissants, elle est recommandée pour les chiens ayant des peaux fragiles.

- <u>L'eucalyptus citronnée</u> est très efficace pour repousser les puces et les tiques, car elle perturbe leur système de radar et les empêche ainsi de se poser sur votre chien.

<u>Pour décrocher les tiques sur un pelage</u> :

- 10 gouttes d'huile essentielle d'arbre à thé (tea tree)
- 10 gouttes d'huile essentielle de lavande vraie
- 10 gouttes d'huile essentielle de térébenthine
- 20 gouttes d'huile végétale

L'intérêt d'utiliser ces huiles essentielles pour votre mélange :

- <u>L'arbre à thé</u> est un puissant répulsif pour les insectes en tout genre. En pulvériser vers eux ou sur votre chien, les repoussera efficacement.

- <u>La lavande vraie</u> est une huile essentielle riche en linalol et en acétate de linalyl, ce qui lui donne une forte odeur repoussante pour les insectes.

- <u>La térébenthine</u> est elle aussi une huile essentielle efficace pour repousser les insectes comme les puces et les tiques. En pulvériser sur eux ou le pelage de votre chien, vous débarrassera de leur présence.

<u>Pour apaiser les piqûres d'insectes</u> :

- 90 gouttes d'huile essentielle de lavande aspic

- 2 gouttes d'huile essentielle de menthe poivrée

- 3 gouttes d'huile essentielle de tanaisie

- 60 gouttes d'huile végétale

Appliquez 4 gouttes de votre mélange sur la piqure et refaites la même chose toutes les 40 minutes pendant deux heures, jusqu'à ce que votre chien ne souffre plus.

L'intérêt d'utiliser ces huiles essentielles pour votre remède :

- <u>La lavande aspic</u> est une bonne huile qui procure des effets antitoxiques, analgésiques (endormissement de la douleur) et anti-infectieux. Elle aide ainsi à éviter les conséquences désagréables des piqûres de moustiques.

- <u>La menthe poivrée</u> agit remarquablement pour purifier la peau de votre chien, apaiser ses rougeurs et stimuler sa circulation sanguine.

- <u>La tanaisie</u> possède d'excellentes vertus anti-inflammatoires et antifongiques, qui apaisent efficacement les peaux irritées et abîmées.

LES POUVOIRS
DE LA LITHOTHÉRAPIE

SOIGNEZ VOTRE CHIEN GRÂCE AUX PIERRES NATURELLES

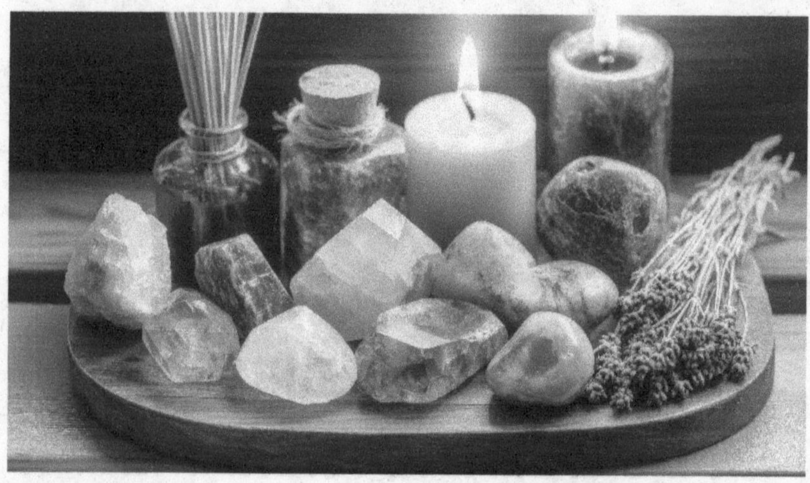

La thérapie par les pierres s'appelle la lithothérapie. C'est une méthode de soins holistique qui permet de soigner certaines maladies physiques et mentales grâce aux pierres et aux cristaux présents partout sur notre planète. On les appelle aussi les minéraux. Ces derniers agissent sur le corps de votre animal, donnant des résultats surprenants et positifs sur le plan anatomique, mental et spirituel.
Cette formidable médecine est utilisée depuis des millénaires chez les Égyptiens, les Amérindiens, les Chinois, les Africains et les Indiens.

Les pierres se forment soit dans la croûte terrestre comme le quartz rose, la tourmaline, la pierre de lune ou les grenats, soit dans la roche magmatique comme le zircon, le saphir, l'aigue-marine ou le lapis-lazuli. Les cristaux soignent certains maux en rééquilibrant les fonctions vitales de l'organisme.

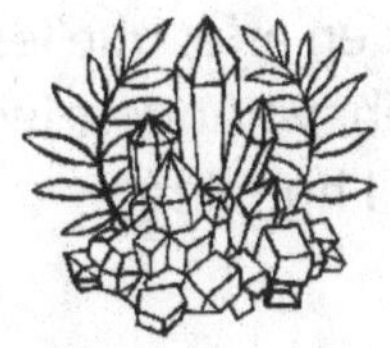

Comment agissent les pierres ?

Les pierres et les cristaux s'utilisent de trois façons :

- Sous forme de massages appliqués à l'aide d'huiles de cristaux.

- Sous forme d'élixirs fabriqués sous forme d'eaux à boire.

- Par contact rapproché sous le coussin de votre chien ou attaché autour de son cou.

Le corps de votre compagnon a une grande résonance avec les pierres, car le noyau de ses cellules est composé de silicium présent également dans les pierres et les cristaux. Lorsque votre ami canin est ainsi mis en contact avec eux, ceux-ci envoient un signal vibratoire porteur d'informations spécifiques selon le problème de santé à soigner de votre chien. Les pierres vont par exemple stimuler son organisme, le purifier énergétiquement ou harmoniser ses énergies.

Elles vont aussi soulager les symptômes liés à une maladie, renforcer un organe affaibli ou aider à réduire une souffrance émotionnelle. Les couleurs des cristaux émettent également des fréquences vibratoires particulières. Ainsi les pierres rouges transmettent une énergie forte et dynamique, les pierres roses diffusent au contraire une énergie douce et apaisante, les pierres jaunes apportent une énergie joyeuse.

Pour travailler avec les pierres et aider votre chien, vous pouvez par exemple méditer avec plusieurs pierres près de vous deux, et les laisser travailler en visualisant leur énergie de guérison se diffuser à votre ami. Vous pouvez aussi masser votre compagnon et placer plusieurs pierres près de lui pendant vos séances de bien-être. Celles-ci travailleront à l'unisson avec vos mains pour apporter leurs effets bienfaisants. Les passionnés de pierres disent en effet que les pierres ont une véritable conscience et qu'elles aident volontiers les personnes qui font appel à elles, dans le respect et l'humilité.

Comment purifier et recharger vos pierres ?

Les pierres naturelles sont très sensibles à leur environnement et aux personnes qui les ont manipulées. Avant votre achat, elles ont été touchées par de nombreuses personnes et ont emmagasiné des informations et des émotions dans leur cristallin. Elles absorberont aussi les émotions et les mauvaises pensées de votre animal. Il vous faudra alors les décharger de leurs fardeaux et les purifier ensuite.

Voici comment faire pendant plusieurs heures, au choix :

• Placez vos pierres près d'un diffuseur d'huiles essentielles afin qu'elles s'imprègnent de leur odeur.

• Faites brûler de l'encens près de vos pierres afin de les purifier.

• Placez-les dans la coquille vide d'une noix de Saint-Jacques.

• Plongez vos pierres dans un bol d'eau de source pendant plusieurs heures.

• Si vous avez un jardin, enterrez-les sous la terre afin que la Nature les purifie.

• Placez vos pierres dans un rayon de soleil. La lumière aura très vite comme effet de les recharger à fond !

Attention cependant à ces pierres qui ne supportent pas le soleil, car elles perdraient leurs couleurs : **l'améthyste, l'aigue-marine, la fluorite, l'amétrine, le kunzite, le larimar, la pierre de lune, la célénite.**

• Si vous avez un amas de quartz ou d'améthyste d'assez bonne taille, posez dessus vos pierres pendant plusieurs heures afin de les recharger à son contact.

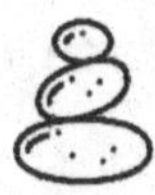 ## Que soigner et traiter avec les cristaux ?

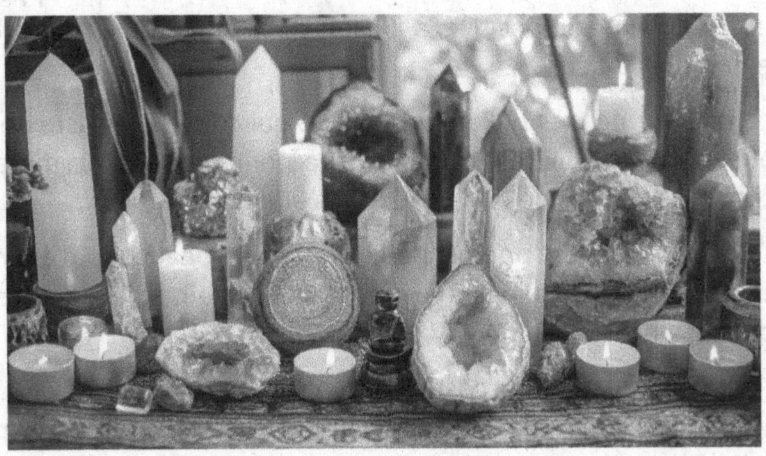

Éloigner les puces et les tiques

Certaines pierres comme **l'ambre** sont efficaces pour repousser les petits parasites. L'ambre renferme en effet des propriétés aromatiques, car elle est formée à partir de résine de pin fossilisée depuis des millions d'années.

Fabriquée sous forme de collier, l'ambre libère une odeur résineuse autour de votre animal grâce aux frottements quotidiens de son pelage avec le collier. Les frottements génèrent aussi des ondes électrostatiques qui repoussent les parasites indésirables.

Dynamiser l'énergie de votre ami

Huit pierres sont efficaces pour booster l'énergie des animaux malades, fatigués ou convalescents. Voici lesquelles :

● **L'agate du Bostwana** est excellente pour stimuler les défenses immunitaires et réduire la fatigue.

● **L'ambre** possède la même couleur que le soleil couchant, amenant avec elle la positivité et l'optimisme aux animaux qui ont besoin d'un coup de fouet pour retrouver de l'énergie.

- **L'aragonite** est une excellente pierre pour retrouver force et entrain.

- La **citrine** est une pierre joyeuse, dynamique et qui apporte beaucoup d'énergie positive, à l'instar de la lumière du soleil dont elle porte la couleur.

- Le **grenat** une très belle pierre rouge qui combat la tristesse au profit de la joie. Elle est donc parfaite pour redonner le moral à votre animal en cas de baisse de tonus et de force.

- La **jaspe rouge** est une pierre qui renferme beaucoup d'énergie et qui augmente de loin la force mentale, la vitalité, l'endurance et le dynamisme.

- L'**œil de taureau** est un cristal qui est très utile pour faire s'envoler les baisses de moral quand votre chien est à plat psychologiquement ou physiquement. Elle balaie en effet les chagrins et les fatigues qui vont avec, pour laisser la place au courage et à l'énergie vitale.

- La **topaze impériale** est comme la citrine, très solaire et dynamisante. Elle saura redynamiser votre compagnon à quatre pattes en cas de période difficile.

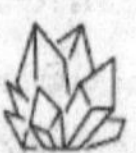 **Atténuer les dépressions et la solitude**

La lapi lazuli est une pierre réputée pour aider les animaux solitaires et timides à aller davantage vers les autres et à s'ouvrir à eux. Elle leur donne confiance, diminue leur tristesse et apaise leurs angoisses.

Diminuer l'anxiété et le stress

Les pierres d'obsidienne, les howlite ou les **agates bleues** ont la belle réputation de faire baisser les niveaux de stress des animaux confrontés à des situations angoissantes comme les feux d'artifice, les voyages en voiture ou les orages. Les chiens souffrant d'anxiété de séparation seront aussi soulagés en portant un collier de l'une de ces pierres autour de leur cou.

Soulager les traumatismes émotionnels

Deux pierres sont idéales pour soulager votre compagnon s'il a subi un choc émotionnel : le quartz rose et l'améthyste.
L'améthyste apaise les douleurs psychiques et guérit les blessures émotionnelles et mentales. Quant au **quartz rose**, il apporte l'amour intense et la paix intérieure profonde. Associez ces deux pierres auprès de votre ami et vous l'aiderez à baisser ses angoisses et ses symptômes liés à son traumatisme.

Équilibrer les chakras

Les chakras au nombre de sept sont issus de l'hindouisme et désignent ce qu'on appelle « des centres d'énergie » présents dans tous les êtres vivants, aussi bien chez les êtres humains que chez les animaux. Selon cette religion connue dans le monde entier, les chakras seraient reliés à chacune des sept couleurs de l'arc-en-ciel.

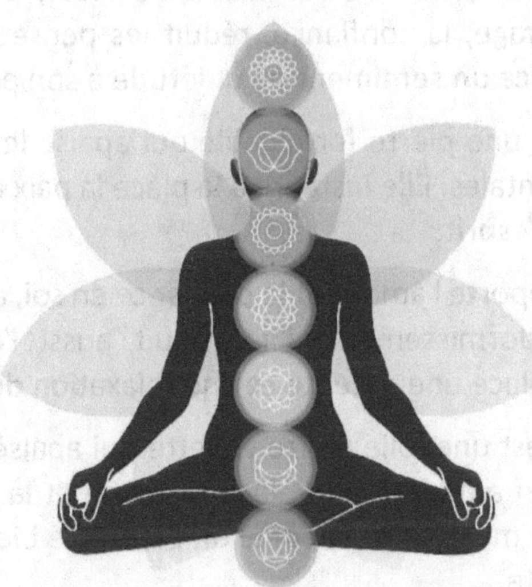

On les trouve le long de la colonne vertébrale et sont souvent représentés par des spirales qui tournent dans le sens des aiguilles

d'une montre. Lorsqu'un ou plusieurs chakras sont perturbés en raison d'évènements négatifs qui arrivent à votre compagnon, cela a des répercussions sur son psychisme et son état de santé.
Il est alors très important de les rééquilibrer et de les maintenir en parfaite harmonie.

Voici les sept pierres spécialisées dans cette tâche :

• **L'œil de tigre** est un très beau cristal qui protège son porteur des énergies négatives en les renvoyant à son émetteur. Il réduit aussi le stress et favorise les pensées positives en détendant le corps et l'esprit de votre chien.

• **La cornaline** est une pierre qui par sa couleur rouge vif transmet de la force et de l'énergie, ainsi que l'amour de la vie. Elle lutte contre les états apathiques et décuple la force mentale entre autres vertus.

• **La citrine** par sa couleur vive et joyeuse transmet la même force que les rayons du soleil réchauffant la Terre. C'est une pierre remplie de clarté et de lumière.

• **L'aventurine** est très liée au chakra du cœur, par ce fait, elle apporte le courage, la confiance, réduit les pensées de stress et apporte à la place un sentiment de quiétude à son porteur.

• **L'angélite** est une pierre formidable qui apaise les peines et les souffrances mentales. Elle instaure à la place la paix et la relaxation du corps et de l'esprit.

• **La sodalite** apporte l'amour et la confiance en soi, apaise le stress et facilite l'endormissement. Elle réduit aussi l'agressivité en favorisant à la place une détente et une relaxation du corps.

• **L'améthyste** est une jolie pierre violette qui apaise les angoisses et les colères en amenant à la place le calme et la quiétude. Elle détend ainsi les muscles et apporte un bien-être bienvenu à votre chien qui la porte.

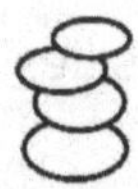

Soulager les problèmes de peau

Si votre animal souffre de démangeaisons ponctuelles ou quotidiennes ou d'irritations cutanées, alors la pierre **lapis lazuli** est efficace. Ses propriétés anti-inflammatoires et antibactériennes sont reconnues depuis des millénaires et sont donc très utiles pour traiter les infections de la peau.

Améliorant aussi la circulation sanguine, elle aide ainsi à éliminer les toxines du corps, ce qui est très bénéfique pour soulager les problèmes de peau.

Renforcer le système immunitaire

Les globules blancs sont les soldats du corps de votre compagnon, l'aidant à se défendre contre tous les virus, bactéries et maladies qu'il peut rencontrer au cours de sa vie. Aussi, les aider à se maintenir toujours en bonne santé est primordial. Voici les pierres qui aideront votre animal à renforcer ses défenses immunitaires si elles sont affaiblies :

• **L'agate mousse** est une pierre efficace pour renforcer les organes les plus importants du corps de votre chien, à savoir son cœur, son pancréas et son système digestif. Ce cristal aide également à nettoyer la lymphe et les voies respiratoires si importantes pour votre chien. Par ce biais, elle améliore la circulation de son sang et aide ainsi à mieux éliminer les toxines.

La cornaline et sa belle couleur rouge, est d'une grande utilité pour bien cicatriser après une blessure. Elle aide également à bien digérer et renforce le foie et les reins qui sont des organes très importants pour votre chien. Enfin, sachez que cette jolie pierre agit remarquablement sur les problèmes de tension artérielle et les pathologies cardiaques.

La jaspe rouge permet de détoxifier le foie et le sang, elle permet aussi de renforcer la vitalité et d'améliorer ses capacités d'auto-guérison.

Pierre de la féminité, elle est également d'une aide remarquable pour les femmes enceintes en soulageant tous les problèmes liés à la grossesse.

La howlite est une jolie pierre blanche avec des stries noires qui est très efficace pour régénérer les cellules du sang, elle aide aussi à purifier, désinfecter et éliminer le corps de toutes les impuretés qu'il contient. Cette jolie pierre a également des vertus déstressantes qui lui permettent de baisser la tension artérielle.

Soulager les problèmes digestifs

Les troubles digestifs englobent plusieurs dysfonctionnements comme les crampes, les spasmes, les diarrhées, les constipations, les ballonnements. Souvent sans gravité, mais très désagréables pour votre animal, voici les pierres qui sauront traiter ses inconforts :

• **La citrine** est une pierre lumineuse qui aide le système digestif à s'autoréguler. Grâce à sa bonne énergie, elle renforce ainsi les intestins, mais aussi le foie. Votre animal verra ainsi diminuer ses acidités gastriques, ses ballonnements ou ses nausées.

• **La jaspe rouge** est une pierre efficace pour diminuer les flatulences et fortifier l'estomac et les intestins de votre compagnon. Par ses vertus, elle va aider à soulager les remontées acides et les nausées.

• **La malachite** d'un beau vert profond est d'une grande efficacité pour réduire les problèmes intestinaux grâce à ses propriétés anti-inflammatoires qui soulagent les crampes abdominales et les tensions musculaires.

• **L'améthyste** calme l'anxiété et la nervosité, responsables très souvent de problèmes digestifs. En canalisant et harmonisant les émotions, cette pierre détend ainsi tout le système digestif mis à mal par le stress de votre ami.

Soulager les douleurs

Il existe plusieurs cristaux capables d'avoir un effet antidouleur sur le corps de votre compagnon. Découvrons-les ensemble :

- **La malachite et l'ambre** sont deux pierres efficaces pour soulager les douleurs de votre animal grâce à leurs propriétés anti-inflammatoires.

- **La magnétite** est remarquable pour soulager les douleurs causées par les rhumatismes, les crampes, ainsi que par les maladies articulaires de votre compagnon. Cette pierre étonnante saura faire diminuer efficacement ses désagréables douleurs.

- **La cornaline** est réputée depuis toujours pour réduire les douleurs des muscles ainsi que pour atténuer les souffrances liées à l'arthrose, l'arthrite, les rhumatismes ou les sciatiques si douloureuses. Sa forte énergie aide également à vite cicatriser lors de blessures.

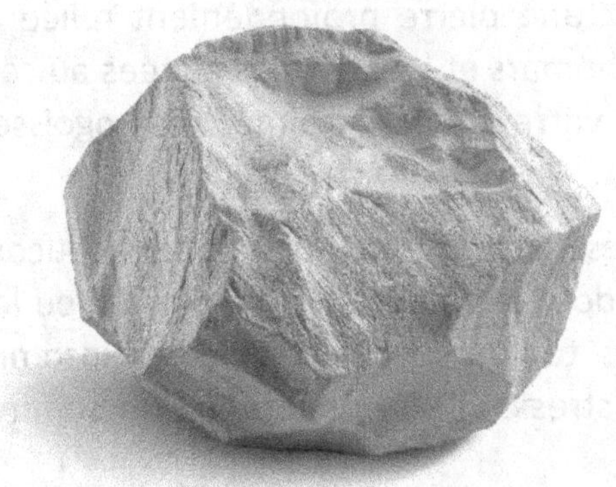

Atténuer les problèmes respiratoires

L'ambre est efficace pour ces types de problèmes, car elle a un effet anti-inflammatoire et décongestionnant. Elle est donc utile si votre animal a des difficultés pour respirer ou a les poumons abîmés.

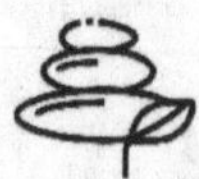

Aider à l'endormissement

Les troubles du sommeil peuvent avoir plusieurs formes, la plus courante est l'insomnie, cette incapacité à pouvoir s'endormir. Mais il y en a aussi d'autres comme les réveils nocturnes, les réveils trop précoces, les sommeils trop légers. Or le sommeil est une fonction très importante puisqu'il permet de régénérer les cellules et les tissus du corps de votre animal et qu'il l'aide à assimiler toutes les informations qu'il a reçues dans la journée. Un mauvais sommeil a donc des effets néfastes sur sa santé mentale et physique. Heureusement, plusieurs pierres pourront l'aider à mieux dormir, les voici :

• **Le quartz rose** est une pierre parfaite pour aider votre compagnon à trouver le sommeil plus paisiblement si son esprit est agité. Son énergie est douce et cotonneuse et l'aidera à se plonger dans un sommeil plus serein. Elle l'aidera à se défaire des pensées négatives et de stress en diffusant son énergie lors de sa phase d'endormissement.

• **L'hématite** est une pierre profondément reliée à la Terre qui soulage les cauchemars et les pensées agitées au cours de la nuit. Elle aidera donc votre animal à calmer ses angoisses et à dormir plus sereinement.

• **L'améthyste** est une pierre qui apaise beaucoup l'esprit au moment de s'endormir que ce soit en journée ou la nuit. Elle est conseillée depuis toujours pour réduire les insomnies dues aux angoisses et au stress. Elle favorise donc un sommeil paisible et réparateur.

• **La pierre de lune** est une pierre douce, mais efficace qui aidera votre animal à ralentir son flot de pensées chaque fois qu'il souhaite dormir. Elle lui permettra ainsi de diminuer ses insomnies pour laisser à la place un sentiment de profonde tranquillité.

• **La tourmaline** sera d'une grande aide pour calmer votre compagnon si un traumatisme hante son sommeil, cette pierre l'aidera en effet à dissoudre ses cauchemars et les mauvaises images qui pourraient l'empêcher de dormir sereinement.

● **L'angélite** est une pierre efficace pour atténuer les mauvais souvenirs que peut garder votre ami suite à des évènements négatifs qu'il a vécus. Elle guérira ses blessures émotionnelles et lui apportera au fil des jours une sensation de tranquillité et de sécurité, propices à son endormissement.

● La **célestine**, appelée aussi la pierre des anges, est une pierre particulièrement efficace pour les animaux au moment de s'endormir en journée ou la nuit. Elle les aide à trouver la paix de l'esprit et la tranquillité après une journée riche en émotions et en agitation. Elle réduit aussi le stress et la nervosité et favorisera un sommeil paisible et réparateur.

● La **lépidolite** est une pierre qui permettra à votre animal de ressentir le calme et la sécurité au moment de s'endormir. Elle l'aidera à trouver un sentiment d'harmonie et de paix intérieure pour qu'il puisse dormir d'un sommeil profond sans pensées négatives néfastes. Elle saura aussi atténuer sa dépression et ses sautes d'humeur s'il est concerné par ces problèmes.

Pour bien utiliser ces pierres du sommeil, placez-en plusieurs sous le coussin de votre animal ou mettez-lui un collier de pierres fabriqué spécialement pour lui. Placez également plusieurs pierres près de lui s'il dort n'importe où dans la maison.

Voici l'adresse d'un site internet très intéressant qui vend des colliers de pierres pour nos animaux de compagnie :

https ://phyto-veto.com/collections/lithotherapie

À LA DÉCOUVERTE DU MAGNÉTISME

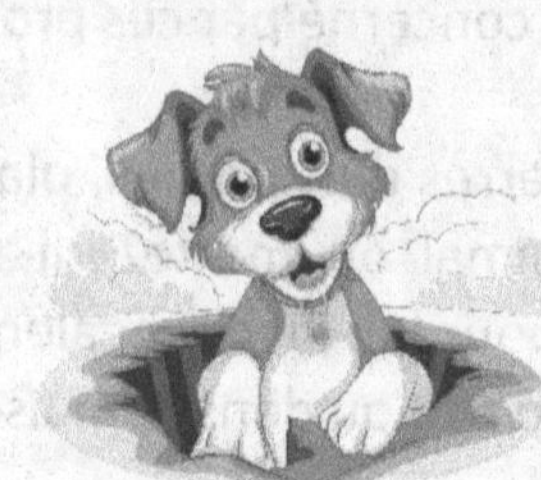

LE MAGNÉTISME, C'EST QUOI ?

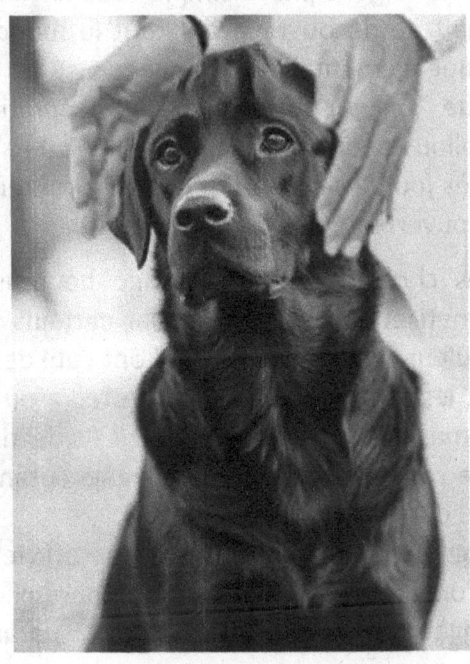

Le magnétisme est un fluide particulier que chaque personne possède et qui peut être utilisé pour soigner des blessures ou des maladies. Ce fluide, invisible à l'œil nu, permet également de soigner des maladies mentales ou des traumatismes psychologiques grâce à l'imposition des mains dirigées vers la personne, l'animal ou la plante à soigner. Chaque être humain possède un fluide qu'il peut décider de développer ou non. Certains ont toutefois des dons de naissance leur permettant de n'avoir pas à s'exercer pour arriver à soigner d'autres gens ou animaux grâce à leurs mains.

Le premier homme à avoir découvert ce formidable pouvoir que nous avons tous s'appelait Franz-Anton Mesmer. Il vécut au 19ème siècle et était médecin. Il consacra sa vie à étudier le magnétisme et les guérisons qu'il pouvait engendrer une fois le don maîtrisé.

Cet homme était également un talentueux musicien très apprécié de Mozart entre autres. Il pensait avoir découvert avec excitation comment soigner les gens par le simple toucher de ses doigts. Le fluide qu'il venait de découvrir avant tout le monde, il l'appelait alors « La musique élémentaire de l'Univers ».

À cette époque, on rapporte qu'il aurait pratiqué plusieurs guérisons inexpliquées et miraculeuses. Bien que son cabinet fut bondé jour après jour, les scientifiques n'accordèrent hélas aucun crédit à ses découvertes.

Aujourd'hui, les choses ont bien changé heureusement et de nombreux magnétiseurs sont appelés par certains hôpitaux pour soulager les douleurs des personnes qui ont subi des brûlures très graves. Ce sont les fameux « coupeurs de feu » ou « barreurs de feu ». Ces femmes et ces hommes qui à l'aide de leurs mains peuvent réduire considérablement les dégâts cutanés des grands brûlés, ainsi que diminuer leurs douleurs.

Bien que le magnétisme ne soit pas reconnu officiellement par le répertoire national des métiers, de nombreux magnétiseurs travaillent en collaboration avec les professions paramédicales afin de compléter leurs soins.

Quels sont les bienfaits du magnétisme au quotidien ?

Cette formidable faculté permet de dénouer les nœuds énergétiques du corps et du mental, et de libérer l'énergie vitale afin qu'elle circule dans tout le corps de votre animal, et ainsi de lui assurer une bonne santé. Tout le monde peut s'exercer et exceller dans l'art de guérir avec ses mains.

Découvrez ce que le magnétisme peut aider à soulager chez votre compagnon ainsi que ses autres bienfaits :

- Soigne les problèmes de peau divers
- Atténue les douleurs articulaires
- Diminue les problèmes intestinaux

- Accélère la cicatrisation après une opération ou une blessure

- Réduit les troubles du sommeil

- Diminue le stress et l'anxiété

- Soulage certains troubles psychiques et émotionnels comme les traumatismes

- Diminue les effets secondaires de certains médicaments lors de traitements

- Soulage certaines maladies graves comme les cancers, les problèmes de cœur, les maladies rénales

- Réduit les dépressions et les états de choc

- Fait disparaître le mal des transports

- Améliore les problèmes de comportement

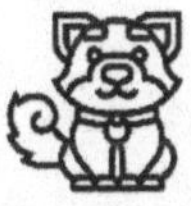

Comment se passe une séance de soins ?

Lors de la consultation, le vétérinaire spécialisé vous posera un certain nombre de questions sur les raisons de votre venue et sur les antécédents médicaux de votre chien. Ensuite, il l'installera confortablement sur une table ou le laissera sur le sol selon son ressenti du moment.

Il posera alors ses mains aux endroits de son corps ayant besoin de soins. Les animaux étant plus ouverts aux énergies subtiles que les humains, votre compagnon prendra toute l'énergie dont il aura besoin sans fermer aucune écoutille. Quand il estimera ensuite que son corps en a reçu assez, il coupera le soin de lui-même en se relevant ou en s'agitant.

Comment utiliser votre propre magnétisme pour soigner votre compagnon ?

Posez-vous confortablement à côté de lui et posez vos mains au-dessus de son corps. Visualisez ensuite en vous concentrant, un flot d'énergie s'en échapper pour entrer en lui.

Si vous n'arrivez pas à visualiser, essayez de ressentir à la place la force de l'énergie qui se dégage de vos mains. Ressentez la pression exercée si vous vous concentrez davantage, puis la légèreté quand vous relâchez votre geste. Visualisez ensuite la zone à soigner de votre ami se guérir grâce à votre action.

Voyez ses problèmes articulaires disparaître, ses inflammations diminuer, ses muscles se détendre et ses tensions s'apaiser.

Répétez cet exercice jusqu'à être à l'aise complètement et observer les premiers résultats !

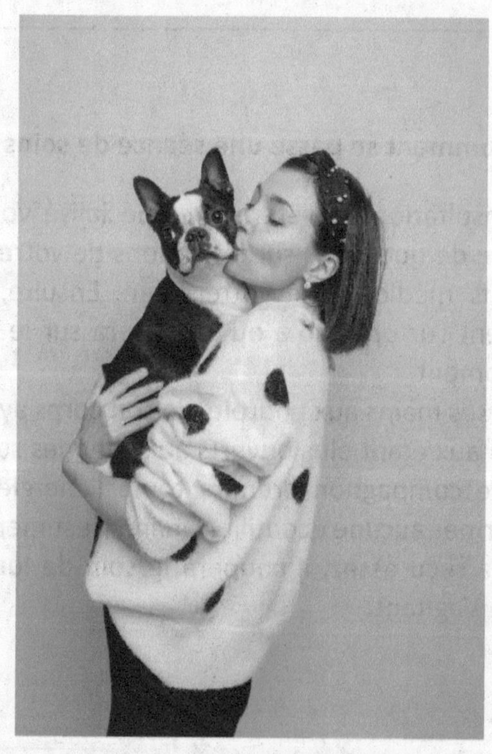

LA RÉFLEXOLOGIE ANIMALE

LA RÉFLEXOLOGIE, UNE INGÉNIEUSE MÉDECINE

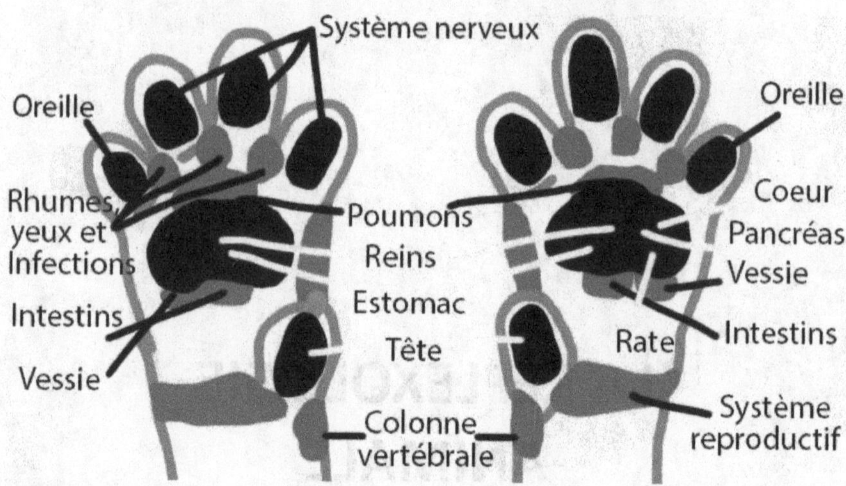

Cette médecine ancienne remonte à plusieurs milliers d'années. Les historiens la datent à 2000 ans avant Jésus-Christ au temps de l'Égypte ancienne. Elle a pour principe d'utiliser les doigts, les pouces ou les paumes des mains pour libérer le stress et les tensions du corps.

Pour ce faire, les thérapeutes exercent des pressions sur certains endroits appelés « zones réflexes ». Avant de parler de cette médecine pour nos animaux, il faut d'abord parler de celle pour les humains.

Les médecins réflexologues expliquent que sur notre visage, nos mains, nos pieds et nos oreilles, il existe une cartographie de tout notre corps. Celle-ci contient des zones réflexes reliées chacune à un organe, une glande ou une partie de notre corps en particulier.

En exerçant des pressions avec les doigts sur les zones réflexes de notre visage, de nos mains, nos pieds et nos oreilles, on pourrait ainsi agir sur certaines parties de notre corps reliées à ces zones réflexes. Cette médecine se divise en quatre branches : la réflexologie plantaire (des pieds) qui est la plus pratiquée, la réflexologie palmaire (des mains), la réflexologie auriculaire (des oreilles), et la réflexologie faciale et crânienne (de la tête). Cette formidable médecine qui a fait ses preuves depuis des siècles trouve son engouement dans le fait qu'elle permet au corps de s'autoguérir et de rétablir tous ses déséquilibres énergétiques. Elle permet également d'évacuer les toxines présentes dans notre corps et de réduire les douleurs physiques.

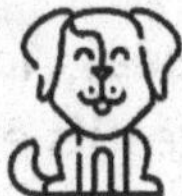

Que peut soigner la réflexologie ?

Cette discipline ingénieuse agira de manière efficace sur :

- Les problèmes intestinaux

- Les problèmes de circulation sanguine

- La réduction de l'anxiété et du stress

- Le renforcement des défenses immunitaires

- La réduction de la douleur physique

Comment se passe la première séance ?

Lorsque vous amènerez votre chien chez un vétérinaire spécialisé, celui-ci va d'abord vous poser des questions sur les raisons de votre venue, et il procédera ensuite à un examen clinique.

Puis le praticien commencera ses différentes pressions et évaluera les réactions de votre animal qui pourra avoir des tremblements, une augmentation de son rythme cardiaque ou des frissons. Rien d'inquiétant, mais cela montrera qu'un déséquilibre est présent dans la région stimulée par le vétérinaire spécialisé. Ce dernier va donc analyser les perturbations rencontrées et adapter ses traitements en conséquence.

La séance dure en général une bonne heure, et le nombre de séances dépendra ensuite du problème de santé rencontré.

La colonne vertébrale	Les zones réflexes qui sont situées tout le long de la colonne vertébrale de votre animal permettent de calmer les problèmes d'hyperactivité, d'agitation, mais également de soutenir les fonctions de l'estomac.
La zone du ventre	Les zones réflexes qui sont situées ici servent à soigner ses problèmes digestifs et à stimuler ses défenses immunitaires.
La tête	Les zones réflexes de votre animal sont situées autour de ses yeux, sur son front, ses joues et son menton. En les stimulant, le vétérinaire soignera son système nerveux et son système digestif.
Les oreilles	Stimuler les points réflexes situés dessus diminuera le stress de votre compagnon à quatre pattes. S'il est fatigué par une maladie, il sera aussi tonifié par la stimulation de ces points.
Les pattes antérieures	Les zones réflexes des pattes sont reliées à ses reins, ainsi qu'à ses poumons et son cœur. En y exerçant des pressions, le vétérinaire pourra ainsi renforcer la bonne santé de ces organes. Il améliorera également sa circulation sanguine.
	Stimuler les zones réflexes situées à cet endroit permettra à votre chien de voir s'améliorer sa circulation sanguine, sa

Le poitrail	pression artérielle ainsi que ses fonctions cardiaques.
Le bas des pattes et les coussinets	Masser les points réflexes des pattes de votre ami l'aidera à gagner un meilleur bien-être et une détente optimale en vue d'obtenir plus de confiance en lui s'il est de nature craintive.

Il est à rappeler que cette médecine n'est praticable que par un vétérinaire agréé à l'issue d'une solide formation. Vous ne pouvez pas la pratiquer vous-même sur votre chien, car elle demande de nombreuses connaissances poussées dans ce domaine.

DÉCOUVREZ LE SHIATSU

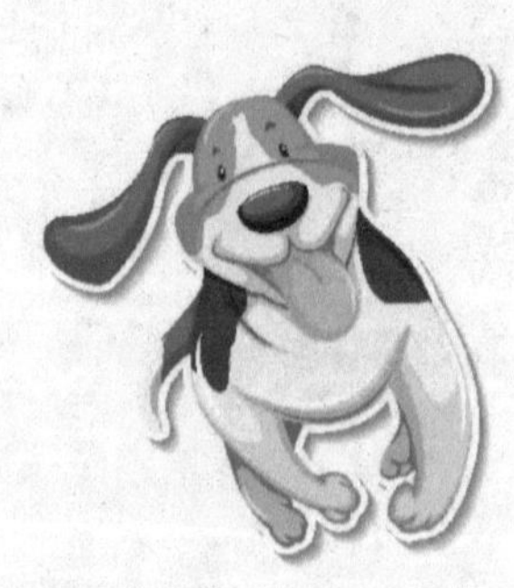

LE SHIATSU, UNE INGÉNIEUSE MÉDECINE

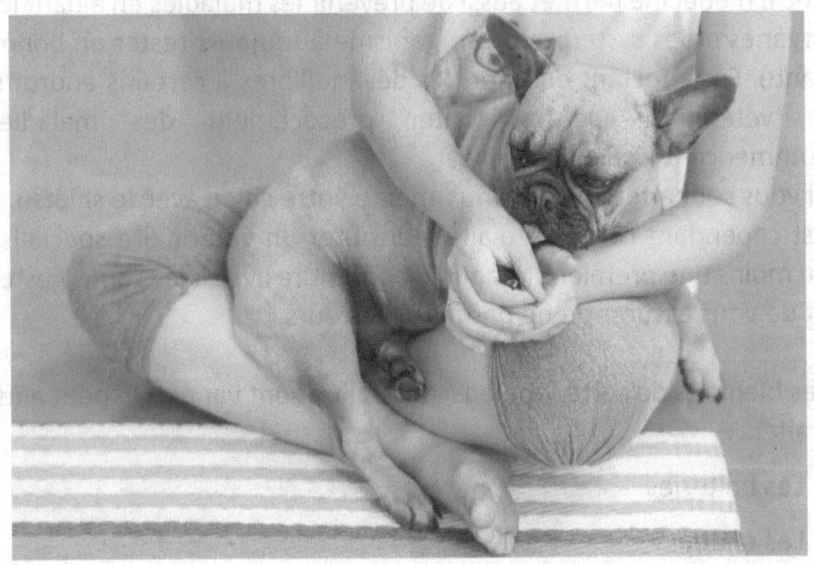

Cette médecine remonte à plusieurs milliers d'années. Elle nous vient du Japon et ressemble beaucoup à l'acupression par ses techniques et ses bienfaits. Cependant, elle ajoute des étirements et des mouvements de rotations des articulations pour favoriser le relâchement des tensions musculaires et augmenter la détente.

Le nom de cette médecine vient des mots « shi » et « tsu » qui signifient « doigt » et « pression »

Cette formidable discipline a pour objectif de rétablir tous les déséquilibres du corps de votre chien.

Grâce à des pressions à certains endroits de son corps, vous pourrez ainsi augmenter son énergie vitale et l'aider à combattre une maladie ou à récupérer d'un traumatisme physique. Selon les médecins asiatiques, les maladies sont en effet provoquées par des déséquilibres de l'énergie vitale, appelée le Qi, dans le corps humain ou animal.

En supprimant les obstacles qui empêchent la bonne circulation de l'énergie, alors les maladies et les traumatismes se soignent en quelques semaines ou quelques mois.

Cette médecine permet aussi de prévenir les maladies en aidant les organes et les systèmes de l'organisme à toujours rester en bonne santé. En détectant en effet des déséquilibres à certains endroits, le vétérinaire pourra traiter précocement des maladies commençant à se développer.

Si vous souhaitez soigner vous-même votre chien avec le shiatsu, il est cependant conseillé d'aller consulter un vétérinaire spécialisé au moins une première fois afin d'apprendre avec lui les bons gestes et de vous assurer de ne pas faire d'erreurs.

Les bienfaits de cette fabuleuse discipline sont variés. On peut ainsi traiter :

- Les boiteries

- Les raideurs

- Les problèmes de comportements

- Les problèmes de poids

- Les problèmes digestifs

- Les problèmes cutanés

- Atténuer le stress

On la pratiquait d'abord sur les êtres humains, mais les médecins spécialisés dans cette pratique se sont aperçus qu'elle pouvait aussi être très bénéfique pour les animaux. Elle agit en effet aussi bien sur leur corps que sur leur esprit, comme nous allons le voir ensemble.

Comment se passe une séance de shiatsu sur votre chien ?

Une séance de soin dure en général une demi-heure à une heure. Le praticien commencera par vous poser des questions sur les raisons de votre venue et sur la santé de votre compagnon.

Si votre chien est de nature anxieuse et n'aime pas être touché ou s'il est plutôt turbulent, le vétérinaire devra d'abord l'apaiser en lui parlant doucement et en massant délicatement son corps.

Il l'encouragera ensuite à se coucher pour qu'il puisse commencer sa séance en toute quiétude.

Il examinera alors son corps avec ses mains pour évaluer si l'énergie circule bien dans tous les méridiens et pour repérer ainsi les zones de tension.

Une fois fait, le praticien exercera des pressions avec ses paumes, ses doigts et ses mains sur les différents endroits du corps de votre ami ayant besoin d'être traités. Vous le verrez aussi faire des rotations et des étirements de ses pattes et de son cou.

Après la séance, il vous sera recommandé de ne pas emmener votre chien courir dans la journée, mais de le laisser plutôt se reposer de sa séance qui peut être fatigante pour certains chiens.

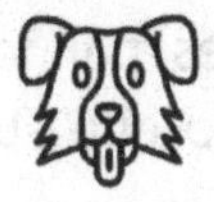 **Votre chien peut-il avoir mal lors d'une séance de shiatsu ?**

Les différentes manipulations exercées par le praticien auront toutes le même effet relaxant sur votre ami du fait qu'elles libéreront très vite des endorphines dans son cerveau, les endorphines étant des anti-inflammatoires naturels.

Votre chien voudra rapidement se coucher pour mieux apprécier la séance et vous le verrez parfaitement détendu au point de fermer les yeux et de se relaxer complètement. Vous pourrez aussi vous amuser en le voyant bâiller plusieurs fois tandis qu'il apprécie sa séance, confortablement installé, dans un total abandon !

Ne soyez pas surpris également si vous voyez votre compagnon sursauter sur certaines pressions exercées. C'est simplement les blocages énergétiques lorsqu'ils sont enlevés qui provoquent parfois des fourmillements ou des picotements dans les endroits traités.

Y-a-t-il des effets secondaires à faire pratiquer le shiatsu sur votre chien ?

Cette formidable médecine ne présente que des avantages et ne stresse absolument pas les chiens qui en sont soignés. En revanche, il existe plusieurs cas où le shiatsu ne doit jamais être pratiqué sur votre animal. Retenez bien lesquels :

- **Les chiennes qui attendent des petits :** En raison des manipulations pratiquées sur le corps, le shiatsu n'est jamais recommandé, car il risquerait de déclencher des fausses couches.

- **Les chiens souffrant de phlébites :** Si votre ami a un caillot de sang bloquant un vaisseau sanguin dans l'un de ses membres, les pressions du shiatsu pourraient le déplacer dans son corps, et faire bien plus de dégâts.

- **Les chiens ayant de la fièvre :** Les pressions exercées par le vétérinaire pourraient augmenter leur température corporelle au cours du soin et aggraver ainsi leur état.

- **Les chiens souffrant d'une infection bactérienne ou virale :** Toujours en raison des manipulations pratiquées, le shiatsu pourrait aggraver l'état de votre chien en propageant son infection à d'autres endroits de son corps.

Combien de séances faut-il pour aider votre chien à aller mieux ?

Les vétérinaires spécialisés conseillent de faire trois séances en général. Il faut respecter une coupure de deux à trois semaines entre chaque séance afin de laisser le temps à son corps de remettre les fonctions vitales en route grâce aux diverses manipulations.

Cependant, selon le problème traité, vous pourrez être surpris de voir les progrès spectaculaires dans l'état de santé de votre ami après seulement la première séance.

Il ne faudra alors pas arrêter les séances prématurément, mais toujours poursuivre les deux dernières séances afin de garantir un effet optimum à votre chien.

Pratiquer le shiatsu sur votre chien, voici comment faire :

Nul besoin d'être praticien pour soigner votre chien avec cette merveilleuse discipline. Il vous suffit de savoir où le masser pour y arriver. Cela renforcera en même temps votre relation avec lui. Vous pouvez masser votre chien même s'il se tient debout, assis, couché ou posé sur vos genoux.
Les pressions de vos doigts doivent être faites verticalement. Sur vos inspirations, relâchez-les, puis en expirant appuyez avec vos doigts sans jamais perdre le contact avec le corps de votre chien.

<u>Découvrons ensemble les différents endroits où masser votre ami.</u>

● Le 3ème œil. Faites de petites rotations avec un doigt afin de détendre rapidement votre compagnon.

● Les points situés de chaque côté de sa colonne vertébrale (dorsale et lombaire). Avec vos paumes vous allez masser les points Shu à partir des omoplates jusqu'à la cage thoracique. Faites une pression avec vos doigts pendant toute la durée de votre soin.

Pour cette zone vous avez le choix entre trois techniques différentes :

1) Placez les pouces de vos deux mains de chaque côté de la colonne vertébrale de votre chien en partant des omoplates et descendez en faisant des pressions jusqu'à son bassin. Faites cela trois fois de suite.

2) Placez une main sur les omoplates de votre chien et faites descendre l'autre jusqu'à son bassin en faisant une légère pression avec les doigts. Lorsque votre main est sur sa zone lombaire, l'autre main doit la rejoindre en exerçant les mêmes pressions.
Faites cela trois fois de suite sans aller trop vite.

3) Placez vos deux mains de chaque côté de la colonne vertébrale de votre ami et faites-les descendre ensemble jusqu'à son bassin trois fois consécutives.

Ces techniques ne sont pas toujours faciles à appliquer les

premières fois, mais n'hésitez pas à vous former auprès d'un vétérinaire spécialisé dans ce domaine.

LES BIENFAITS DU JEU POUR LA SANTÉ DU CHIEN

POURQUOI LES JEUX SONT-ILS SI IMPORTANTS POUR VOTRE CHIEN ?

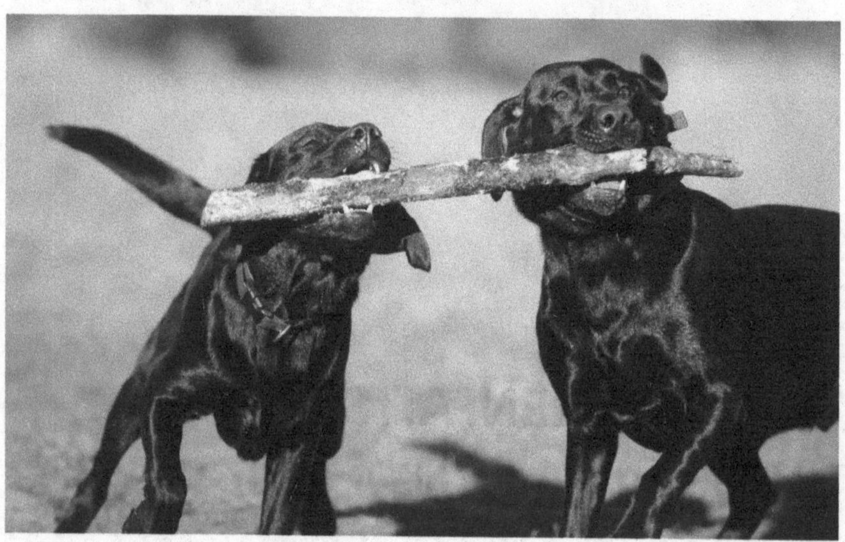

Le cerveau des chiens n'est pas comme le nôtre. Le leur est davantage intuitif et a besoin d'être stimulé en permanence. De plus, les chiens sont très sociables et comme leurs ancêtres les loups, leurs instincts sont très tournés vers la chasse et la prédation. Les jeux sont donc un très bon moyen pour eux de mélanger instincts primaires et plaisirs de jouer avec leurs maîtres ou leurs congénères.

Par ailleurs, les chiots ont davantage besoin de jouer avec des jeux d'intelligence, car ils doivent s'éveiller et apprendre à mettre en place la hiérarchie entre eux et leur maître ainsi qu'avec les autres chiens. Jouer avec eux les aide aussi à apprendre à obéir à vos ordres.

Comment jouer avec votre chien ?

Jouer avec votre chien oui, mais pas n'importe quand. De préférence, attendez d'avoir un vrai long moment de libre dans votre journée pour être pleinement avec lui. Vous pouvez alors lui apprendre un mot spécifique à chaque fois que vous jouerez avec lui. Par exemple, dites-lui « On joue ?! », vous le verrez alors s'exciter, japper ou remuer la queue.

En revanche si votre ami a envie de jouer à des moments où vous n'êtes pas libre, faites-lui plaisir en lui donnant des jouets pour qu'il puisse s'amuser seul : comme une balle trouée qu'il devra faire tourner dans tous les sens pour en faire sortir une friandise.

Si vous avez un chiot, proposez-lui des jouets qui détourneront son attention des bêtises qu'il voudrait faire. Au lieu de vos chaussures, donnez-lui des peluches ou des jeux de cordes qu'il pourra mordre à volonté. Rendez-les intéressants en y tartinant un peu de nourriture appétente dessus… Et vous le verrez alors très occupé pendant un bon moment !

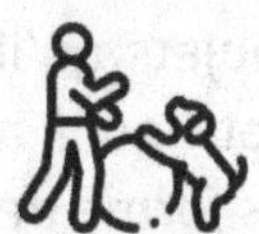 **Quels jouets donner à votre chien pour qu'il puisse jouer seul ?**

Si vous devez vous absenter en journée ou que vous n'êtes pas libre pour jouer avec votre chien quand lui a envie de s'amuser, alors vous pouvez acheter plusieurs types de jouets qui le distrairont à merveille. Citons par exemple les jouets en caoutchouc dans lesquels on peut mettre à l'intérieur de la pâte à tartiner pour les chiens.

On trouve aussi les jouets à faire rouler pour en faire sortir des friandises, ainsi que les tapis de fouilles dans lesquels on cache des gâteries sous des bandes de tissus épais. Vous pouvez également acheter des jouets à mâcher sur lesquels votre compagnon passera son excitation, comme les barres de fromages de yak qui sentent délicieusement bon (pour eux !).

Quels sont les comportements à éviter quand vous jouez avec votre chien ?

Comme je vous l'ai expliqué plus haut, les parties de jeu avec votre ami sont l'occasion de stimuler ses instincts de chasse et en même temps de l'aider à établir de bonnes relations hiérarchiques avec vous et avec les autres chiens qu'il côtoiera dans sa vie. Par conséquent, n'utilisez pas vos mains pour exciter votre chien. Autrement, chaque fois qu'il aura envie de jouer en journée, il essaiera de les attraper pour s'amuser avec vous, ce qui peut parfois faire assez mal !

Évitez aussi de lui donner à attraper au vol une vieille chaussure que vous n'utilisez plus, sinon vous prendrez le risque qu'il attrape par la suite n'importe quelle autre chaussure pour s'amuser avec...

Si vous avez un chiot, évitez de jouer avec lui si vous ne l'avez pas sorti pour lui faire faire ses besoins. Dans l'excitation du jeu, il ne contrôlera en effet ni ses selles ni son urine.

Quels sont à présent les bons comportements à adopter quand vous jouez avec votre chien ?

Pour une bonne entente tout au long de votre vie à deux, il est primordial que vous lui appreniez à vous donner les objets qu'il convoite. Par exemple, apprenez-lui à lâcher les jouets qu'il a attrapés et félicitez-le quand il l'a fait. C'est toujours sous forme de jeux que votre chien doit apprendre les ordres fondamentaux. C'est d'ailleurs de cette façon que sont formés les chiens policiers et de sauvetage.

Prenez aussi votre chiot et sous forme de chatouilles et de gratouilles, glissez vos doigts dans sa gueule pour l'habituer à ces gestes. Ensuite, prenez une petite friandise et toujours en vous amusant avec lui, glissez-la au fond de sa gorge comme vous le feriez avec un comprimé à lui faire avaler. Ces gestes simples vous seront TRÈS utiles pour le reste de sa vie en cas de traitements médicaux à lui faire prendre.

Si certains chiens mangent volontiers leurs cachets dans la main ou mélangés à quelque chose d'appétissant, d'autres en revanche bouderont tout ce que vous leur donnerez s'ils sentent que c'est un médicament ! Vous n'aurez alors pas d'autre choix que de lui mettre au fond de la gorge avec vos doigts pour qu'il le prenne.

Profitez également de vos moments de jeux avec votre ami pour lui apprendre des ordres très simples comme le « assis », « couché », « pas bougé », « donne », « laisse », « viens ici », etc.

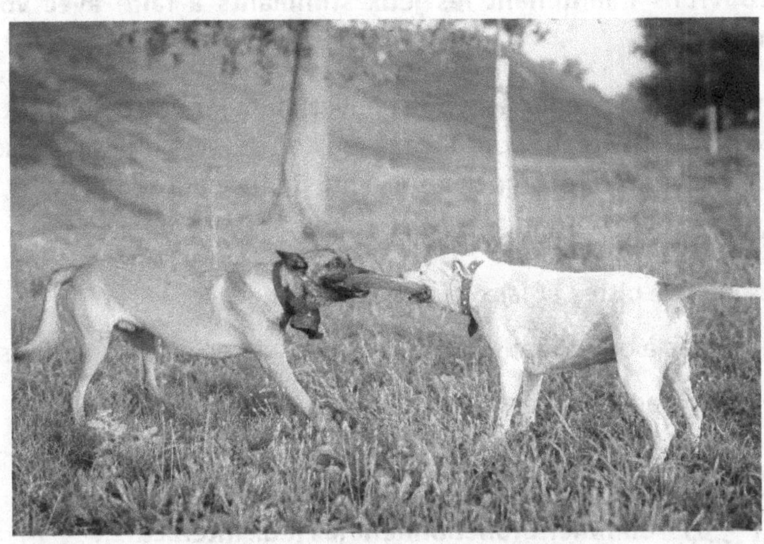

Découvrons les différents types de jouets à acheter pour votre chien :

Il existe une multitude de jeux à faire avec votre ami, qu'il soit jeune ou plus vieux, qu'il soit en bonne santé ou handicapé. Il faut simplement les adapter à votre compagnon.

Citons les jouets les plus populaires :

- Les jeux d'intelligence et éducatifs (plateaux tournants, plots à faire tomber pour trouver une friandise par exemple).

- Les jeux pour ne pas s'ennuyer (jouets à fourrer, balles trouées, jouets à mâcher, tapis de fouille, assiettes à lécher).

- Les jouets qui couinent (peluches qui réveillent l'instinct de chasse des chiens : j'attrape une proie et elle couine !)

- Les jouets pour faire du sport (frisbees, lanceurs de balles, jouets flottants aquatiques, lasers dont le faisceau donne envie au chien de l'attraper en le poursuivant très loin, idéal pour les chiens chasseurs !)

Découvrons maintenant les jeux stimulants à faire avec votre compagnon :

Comme pour les enfants, vous pouvez stimuler votre chien et lui faire plaisir en créant pour lui des jeux où il devra utiliser ses sens pour trouver des récompenses à la fin. Citons par exemple :

- Les jeux interactifs

- Les jeux de pistes et les chasses au trésor

- Les boites à ouvrir dans lesquelles vous glisserez des friandises

- Les jeux d'agility et les jeux d'adresse à l'extérieur

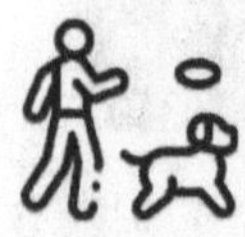 **Comment fonctionnent les jeux interactifs ?**

Les jeux interactifs sont idéaux pour apprendre à votre chien à retenir des procédures complexes pour obtenir des friandises appétentes. Ces jeux stimulent ses facultés intellectuelles et vous offrent à lui comme à vous des moments de partage et de fierté une fois les friandises attrapées ! Pour dévorer les gâteries, votre chien devra utiliser ses pattes, ses dents, son flair, ses yeux, pour pouvoir récupérer les friandises cachées dans le jeu.
Selon le niveau de votre chien, il pourra avoir des degrés de difficulté plus ou moins hauts, comme pour les humains ! Certains chiens sont en effet plus vifs d'esprit que d'autres et auront donc du plaisir à voir corser leurs obstacles au fil des semaines.

Selon le tempérament de votre chien, vous verrez avec amusement s'il se lasse vite de ne pas trouver comment attraper ses friandises. Certains chiens se mettent en effet à aboyer devant le jeu pour qu'on leur donne leur gâterie sans effort de leur part !

Comment bien vous y prendre avec les jeux interactifs ?
- Ne jouez pas à ces jeux avec votre ami quand il est excité et foufou. Il doit au contraire être calme pour pouvoir se concentrer

pleinement sur le jeu.

- Ne corsez pas les difficultés trop vite si vous ne souhaitez pas démotiver votre chien. Commencez plutôt par des objectifs très simples afin d'encourager votre ami à aller plus loin. Vous vous amuserez même à découvrir de quoi il est capable pour obtenir ses friandises grâce aux stratégies qu'il mettra en place spontanément !

- Si votre chien rate plusieurs fois un exercice, ne changez pas votre façon de lui apprendre pour autant. Il faut au contraire qu'il s'habitue à vos consignes s'il veut réussir.

- Pour le motiver à vraiment se creuser les méninges, donnez-lui des friandises vraiment appétentes, comme des morceaux de fromage ou de saucisse, ainsi il se démènera pour arriver à trouver comment les attraper !

- Soyez persévérant si votre ami n'arrive pas à attraper ses récompenses au bout de quelques jours. Avec de la patience et beaucoup d'encouragements, il finira par y arriver.

- Les chiens et les enfants ont le même mode de fonctionnement : ils se lassent très vite et ont ensuite envie de passer à autre chose. Aussi, vos jeux interactifs ne doivent pas durer plus de quinze minutes par jour.

Les jeux interactifs et leurs rôles médicaux :

Oui, ce type de jeux peut avoir un réel impact sur la santé de votre chien ! Pour les animaux âgés ou convalescents par exemple, qui ne peuvent plus se mouvoir à volonté, vous pouvez leur remonter le moral en même temps que redynamiser leurs fonctions neuronales et par là même, ralentir leur vieillissement cérébral.

Si votre chien a des tendances boulimiques ou qu'il est gourmand, alors un jeu interactif saura apaiser ses tendances si vous vous en servez comme distributeur de nourriture. Ainsi, il ne pourra plus se jeter sur ses croquettes et son comportement sera amélioré.

Si votre chien est stressé et nerveux, alors changez-lui les idées en fixant son attention sur des jeux qui sauront calmer ses nerfs.

LES SHAMPOOINGS NATURELS À FAIRE VOUS-MÊME

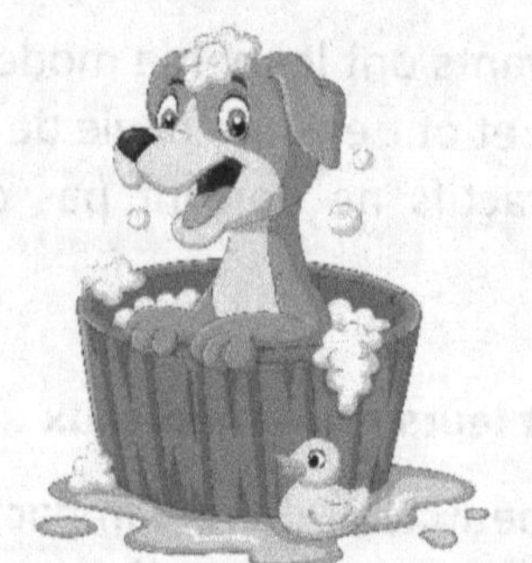

FABRIQUEZ VOS PROPRES SHAMPOOINGS POUR VOTRE CHIEN

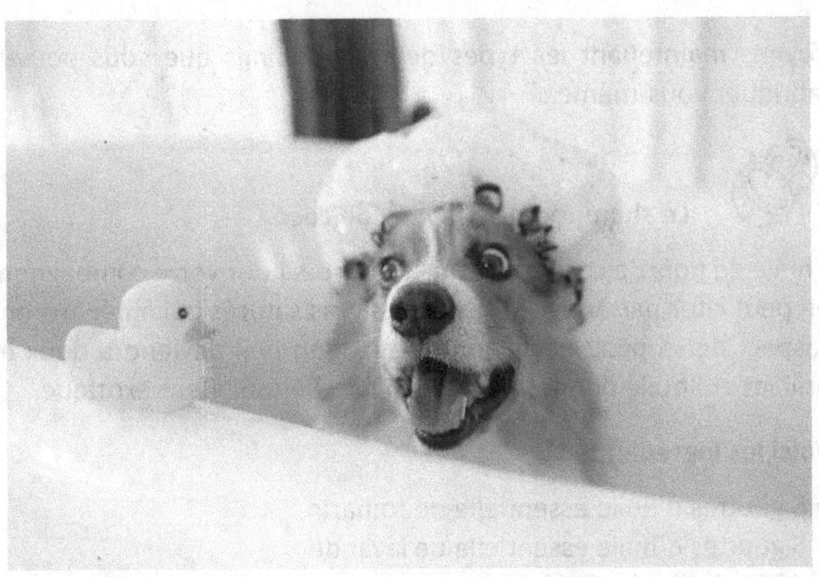

Certains shampooings vendus dans le commerce sont comme ceux des humains : remplis de produits chimiques néfastes pour la peau et de perturbateurs endocriniens. S'ils ne sont pas biologiques, ils agressent alors la barrière cutanée de votre animal et peuvent provoquer des démangeaisons ou des peaux sèches et fragiles.
Certains maîtres sont parfois tentés de laver leur compagnon avec leur propre shampooing en pensant que c'est une bonne chose.
Or les animaux n'ont pas le même pH que nous. Le leur est moins acide et ils ne doivent donc pas être lavés avec des shampooings pour humains !

Combien de fois par mois faut-il laver votre chien ?

Si nous, les humains, devons prendre une douche tous les jours pour nous débarrasser des impuretés de la journée, les chiens en revanche en ont moins besoin. Leur corps en effet sécrète des huiles sur leur peau, qui leur apportent des défenses et des protections cutanées. Si vous lavez votre chien chaque semaine, vous réduirez la quantité d'huiles sécrétées par sa peau, limitant alors ses défenses cutanées. La bonne fréquence est plutôt de le laver tous les deux mois, ce serait parfait !

Voyons maintenant les types de shampooings que vous pouvez fabriquer vous-même :

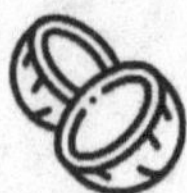

Le shampooing à la noix de coco :

L'huile de noix de coco est pleine de vertus pour votre compagnon, on peut citer par exemple ses acides gras saturés qui amélioreront l'aspect de sa peau et de son pelage. Son poil deviendra doux et brillant et l'huile donnera à sa peau une bonne odeur exotique.

Voici les ingrédients :

- 5 gouttes d'huile essentielle de romarin
- 5 gouttes d'huile essentielle de lavande
- 180 ml d'huile de noix de coco (que vous ferez fondre pour la rendre liquide)
- 120 ml de savon de Marseille
- 180 ml d'eau de source

Comment préparer votre recette :

Prenez un saladier et versez-y tous les ingrédients que vous remuerez ensemble doucement pour éviter de faire mousser ! Une fois fait, vous pouvez verser votre shampooing dans un flacon.

Le shampooing au romarin et au miel :

En plus de sa bonne odeur, le miel adoucira la peau de votre ami et soignera ses poils s'ils ont tendance à être rêches. Le romarin hydratera aussi son pelage pour lui donner une belle douceur.

Voici les ingrédients :

- 30 ml de vinaigre de cidre bio

- Une branche de romarin pour la bonne odeur de votre shampooing
- 60 ml d'eau de source
- 90 ml de savon de Marseille
- 30 ml de glycérine végétale
- 30 ml de miel biologique

Comment préparer votre recette :

Prenez un récipient et mélangez le savon de Marseille, le miel et la glycérine. Dans un autre contenant, mélangez maintenant votre vinaigre de cidre à l'eau de source. Incorporez à présent le premier mélange (savon de Marseille, miel et glycérine) en mélangeant doucement l'ensemble pour le rendre homogène.

Une fois fait, ajoutez votre branche de romarin pour donner une bonne odeur à votre shampooing.

Versez votre mélange dans votre flacon et attendez deux jours avant de shampooiner votre ami. Hum, qu'il sentira bon !

Le shampooing aux huiles essentielles de lavande, d'eucalyptus et de romarin :

Mélangées ensemble, ces trois huiles essentielles présentent de formidables vertus pour votre chien. La lavande notamment est apaisante et cicatrisante, l'eucalyptus calme les démangeaisons douloureuses, et le romarin contient de nombreux antioxydants.

Voici les ingrédients :

- 2 gouttes d'huile essentielle de romarin
- 2 gouttes d'huile essentielle d'eucalyptus
- 2 gouttes d'huile essentielle de lavande
- 15 ml de savon de Marseille
- 350 ml d'eau de source

Comment préparer votre recette :

Prenez un saladier et mélangez ensemble tous les ingrédients jusqu'à obtenir un mélange homogène. Remuez lentement pour ne pas faire mousser ! Versez ensuite le tout dans un flacon et apprêtez-vous à shampooiner votre compagnon.

Le shampooing à l'avoine :

L'avoine est un bon allié pour soulager les démangeaisons cutanées et aider à soigner les plaies. Si votre chien a tendance à avoir une peau sèche ou des inflammations de la peau, alors lui fabriquer un shampooing lui sera bénéfique grâce à ses propriétés antioxydantes.

Voici les ingrédients :

- 170 grammes de flocons d'avoine
- 140 ml d'eau de source
- 115 grammes de bicarbonate de soude
- 15 ml de miel

Comment préparer votre recette :

Mettez vos flocons d'avoine dans un mixer pour en faire de la poudre. Versez ensuite dessus de l'eau bouillante. Dans un saladier, mettez vos flocons d'avoine et ajoutez le bicarbonate de soude et le miel en remuant le tout. Laissez reposer trois heures puis versez votre shampooing dans votre flacon.
Votre compagnon est prêt à être lavé !

Comment bien utiliser vos shampooings :

Commencez d'abord par bien brosser votre chien afin de retirer tous les poils morts et le sous-poil. Inutile de laver tous ces poils avec votre shampooing.
Installez ensuite votre chien dans votre douche ou votre baignoire, puis secouez bien votre flacon afin de mélanger tous les ingrédients en même temps. Lavez ensuite votre ami une première fois, puis une seconde fois sur son pelage propre. Le shampooing agira alors davantage sur sa peau que sur les impuretés.

LES MÉDECINES DOUCES POUR UNE BONNE SANTÉ À VIE DE VOTRE CHIEN

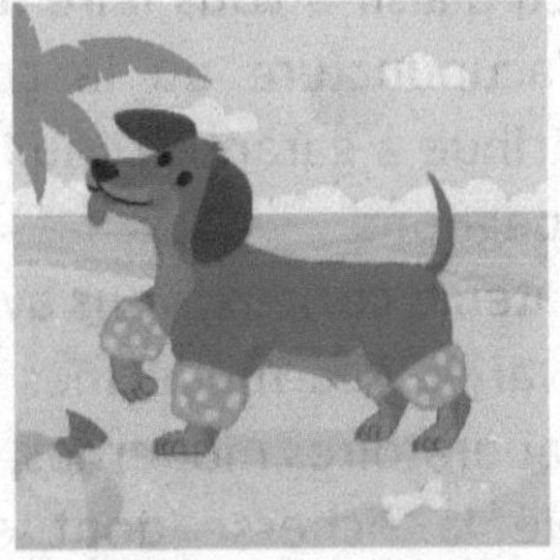

LES DOUCES MÉLODIES
DES MÉDECINES NATURELLES

Mes chers lecteurs,

À travers mon ouvrage, vous avez pu explorer les facettes extraordinaires et les bienfaits des médecines douces pour vos chiens de compagnie.

Vous avez découvert comment exercent les praticiens dévoués, mais aussi comment agissent les traditions anciennes depuis des siècles. Chaque étape de votre voyage vous a révélé la richesse et la diversité des médecines douces visant chaque jour à préserver la santé et le bonheur de vos amis à poils.

Comme une belle musique, les médecines alternatives ouvrent un chemin unique dans le monde des soins de vos animaux. Chaque information que j'ai eu plaisir à vous faire découvrir, qu'elle soit la douce sagesse de l'acupuncture ou le courant plus coloré de l'aromathérapie, contribue à garantir l'équilibre, la bonne santé et la vitalité de vos compagnons.

À la manière d'explorateurs curieux, vous avez suivi votre chemin à travers les horizons variés des médecines parallèles. Des savoir-faire ancestraux aux laboratoires modernes, chaque étape de votre voyage vous a révélé la richesse dont est capable la nature lorsqu'on décide de soigner nos animaux en symbiose avec elle.

Vous avez pu découvrir les pouvoirs puissants de l'acupression, les secrets des herbes médicinales et les mystères guérisseurs de l'homéopathie. Chacune de vos escales a élargi votre vision vous montrant la santé de votre animal comme une mosaïque où chaque médecine alternative est un tableau complet de bien-être.

Les médecines douces créent en effet des mélodies d'équilibre et de force. La réflexologie résonne comme une note claire pour rétablir l'équilibre dans les méridiens énergétiques. Tandis que la phytothérapie offre une vision botanique où chaque plante raconte son histoire de guérison.

La médecine vétérinaire classique offre des solutions pratiques et éprouvées, et les médecines parallèles enrichissent de leur côté le répertoire de soins. Elles peuvent devenir partenaires pour se compléter et créer un chemin plus efficace de guérison.

Alors que je clôture ce dernier chapitre, une porte s'ouvre sur l'avenir de vos chiens. Leur bien-être ne se limite pas aux pages de mon livre, mais il peut se prolonger à travers vos actions quotidiennes.

Je souhaite que chaque choix que vous ferez devienne une jolie pierre sur le chemin de leur santé.

Regardez l'avenir de vos chiens avec espoir, car chacun de vos gestes d'amour et de soins envers eux contribue à rallonger leur espérance de vie à vos côtés !

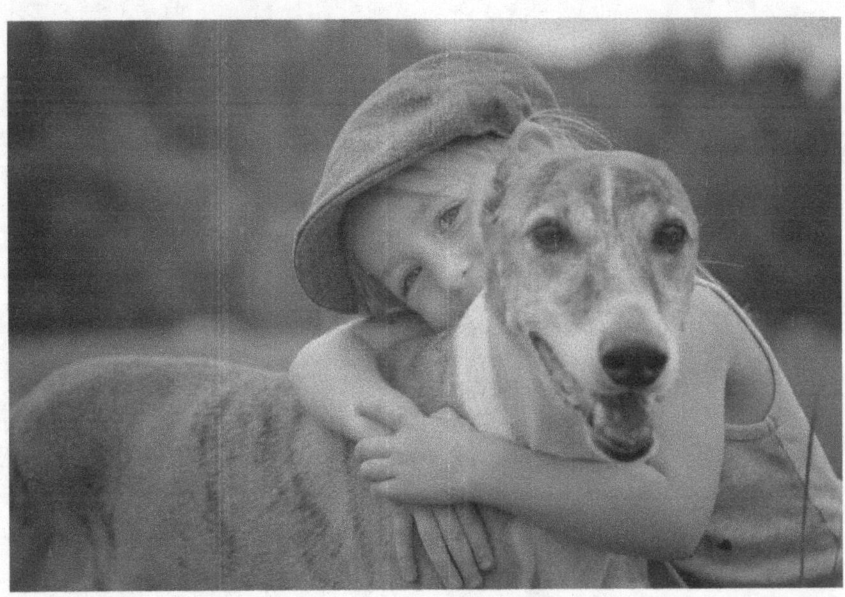

POUR ALLER PLUS LOIN :

ON VOUS OFFRE CE LIVRET GRATUIT

Si vous voulez en savoir plus sur la médecine traditionnelle chinoise et bénéficier d'outils supplémentaires pour compléter votre apprentissage, nous vous offrons gratuitement le livre suivant :

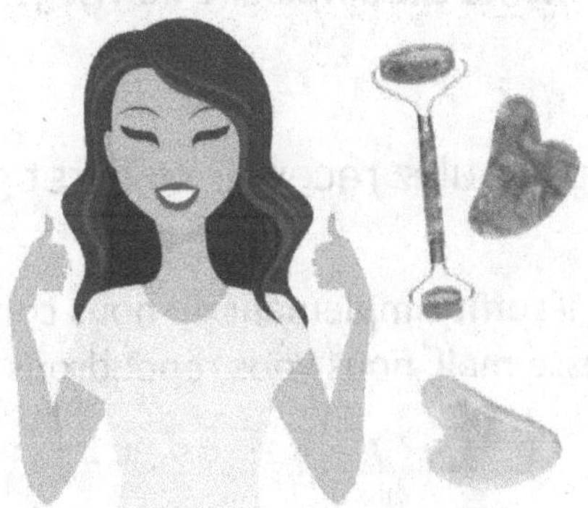

Ce livret bonus inclut notamment :

- ✓ Les bases indispensables pour savoir utiliser un Gua Sha

- ✓ Les bienfaits insoupçonnés du Gua Sha, nos recommandations pour une séance réussie !

✓ Des photos sur les techniques du Gua Sha à appliquer sur le corps

Le Gua sha vient du chinois 刮痧 (guā shā) qui signifie « gratter la maladie » pour lui permettre de s'échapper à travers la peau.
Il s'agit d'une méthode de soin utilisée en médecine traditionnelle chinoise à l'aide d'un outil de massage aux vertus thérapeutiques, en pierre plate en quartz ou en jade.
Très populaire en Chine, le Gua Sha est souvent employé pour soigner les douleurs et notamment les problèmes de peau pour la beauté du visage.
Le but est de stimuler les points méridiens du corps pour optimiser la circulation du sang et éliminer les toxines, ce qui permet de redonner une vitalité extraordinaire au visage.

Vous voulez recevoir ce livret gratuit ?

⇨ Pour cela, il suffit simplement de nous contacter et écrire à cette adresse mail, nous vous répondrons au plus vite :

contact@sante-en-autonomie.fr

⇨ Vous pouvez aussi le télécharger en vous rendant directement sur cette page web et en cliquant sur le lien ci-dessous :

https://www.sante-en-autonomie.fr

Pour nous aider sincèrement
et nous encourager dans notre travail :

Si vous avez apprécié la lecture du livre et que cela vous a apporté, n'hésitez pas à écrire un commentaire positif sur la page Amazon du livre.

Beaucoup de lecteurs oublient ou n'y pensent pas forcément. Pourtant, **ce simple geste de 2 minutes pourrait aider grandement un auteur** à faire connaître son ouvrage et améliorer davantage son référencement sur Amazon.

Si vous n'avez pas apprécié et que vous avez des commentaires négatifs, n'hésitez pas à nous écrire directement par mail afin de ne pas pénaliser le livre sur Amazon, car cela peut avoir un impact sur son référencement.

Nous prendrons évidemment chaque remarque comme une source d'enrichissement et nous nous pencherons sur chaque suggestion pour notre travail.

Votre soutien est tellement important pour notre travail et c'est avec plaisir que nous lirons votre commentaire.

**Pour donner votre avis sur le livre,
n'attendez plus et cliquez directement sur ce lien :**

https://www.amazon.fr/review/create-review/?ie=UTF8&channel=glance-detail&asin=B0DKKKGLWM

Vous avez aussi la possibilité de flasher ce QR Code :

En vous remerciant de votre compréhension et de votre aide,